激光治疗的机器人系统方法

苏柏泉　著

U0313132

科学出版社

北京

内 容 简 介

　　激光加热导致生物组织坏死是疾病治疗的一种方法，激光与病变及周边组织的热交互规律是实现治疗的生物学基础。在生物学基础上，结合机器人技术实现高精度治疗，是构成"疾病发现、疾病诊断、认知机理、制定方案、实施治疗、效果评价"这一闭环的关键执行环节。目前，对激光治疗的机器人系统化方法研究尚处于起步阶段，缺乏系统性的全面阐述。为解决这一问题，本书融合生物传热学、机器人学和控制科学等学科，系统描述了激光-组织交互机理、激光治疗机器人化的组成原理和各环节的主要方法，揭示了激光治疗机器人化的核心问题和难点问题。

　　本书既可以作为生物医学工程、机器人、激光医学等专业的教学参考用书，也可以作为相关领域研究人员的参考资料。

图书在版编目(CIP)数据

激光治疗的机器人系统方法/苏柏泉著. —北京：科学出版社，2021.7
ISBN 978-7-03-069326-6

Ⅰ. ①激… Ⅱ. ①苏… Ⅲ. ①机器人-应用-激光手术 Ⅳ. ①R616.4

中国版本图书馆 CIP 数据核字（2021）第 138130 号

责任编辑：赵丽欣／责任校对：王万红
责任印制：吕春珉／封面设计：耕者设计工作室

科学出版社 出版
北京东黄城根北街 16 号
邮政编码：100717
http://www.sciencep.com

北京九州迅驰传媒文化有限公司 印刷
科学出版社发行　各地新华书店经销
*
2021 年 7 月第 一 版　开本：787×1092　1/16
2021 年 7 月第一次印刷　印张：9 1/2
字数：210 000
定价：98.00 元
（如有印装质量问题，我社负责调换〈九州迅驰〉）
销售部电话 010-62136230　编辑部电话 010-62134021

前　　言

激光作为一种能量形式，因其能量密度高、输出端无电流带来的人体电气安全以及传输载体光纤的结构简单等优点，在包括激光备牙和脑肿瘤光动力疗法等方面展现出优势，在临床上已经成为一种有效的治疗手段。然而，截至目前，激光治疗设备和机器人系统仍主要作为高精度定位设备使用，而高精度定位仅是高精度治疗的必要条件，并非其充分条件。目前尚未出现临床可用的高自主性机器人化的高精度激光治疗方法与系统，对这类系统的整体认识也不够清晰，导致依托机器人实现高精度激光治疗的突破有限。

为此，我们对激光治疗机器人系统进行了大量研究。在激光-组织交互机理的研究基础上，依据激光治疗规划方法对病变进行离线治疗模拟，进一步，通过多种传感器实时获取病变及其周边组织的状态信息，在反馈控制器的作用下，利用机器人系统的高精度定位和运动控制能力实现对病变的高精度治疗。这种激光治疗的机器人系统方法具体包含四方面内容，即激光-组织交互机理、激光治疗终端及投送系统、激光治疗规划和激光治疗反馈控制。激光-组织交互机理包括实验现象、经验公式和多种生物传热模型。生物传热模型解法包括解析解法、半解析解法和数值解法。激光治疗终端及投送系统包括终端结构设计和投送系统结构设计，后者包括腔道内投送机器人和实体穿刺投送机器人。激光治疗规划方法包括治疗评估指标、浅表激光消融治疗规划、三维空间激光消融治疗规划和针管位置有偏的激光治疗规划。激光治疗反馈控制包括组织状态感知和各种激光治疗反馈控制方法。基于上述结果，本书给出了激光治疗机器人方法的整体框架。

特别感谢国家自然科学基金面上项目"高精度脑外科微创激光烧蚀治疗方法关键科学问题研究（项目编号：61573208）"的资助。同时，感谢国家自然科学基金重大研究计划培育项目（项目编号：91748103）、中国博士后科学基金特别资助项目（项目编号：2015T80078）、中国博士后科学基金面上项目（项目编号：2014M560985）和北京市自然科学基金重点研究专题项目（项目编号：Z170001）的资助。

本书是对父亲苏宝田和母亲王艳伟赐予我生命的纪念。感谢赵桂玲、苏宝娟、尹相臣、苏宝兰、苏丽娜、董云龙、苏柏川、董济萱、董宇佳等家人的支持。家人的一路相伴和支持使这本书得以顺利问世。

特别感谢导师王田苗教授的指导和培养。非常感谢刘达教授、匡绍龙教授、汤劼副教授、冯永强副教授、刘文勇副教授、王君臣副教授、王忠生博士等在本书内容相关科研工作中以及撰写过程中提出了诸多宝贵建议。

感谢学生闫昊、吴凡、封晔、张瑞雪、余诗、弓艺、李晗等在本书出版过程中提供的支持。

由于作者水平和编写时间所限，书中难免存在不足之处，恳请读者对内容提出宝贵意见，以便再版时修正。

苏柏泉

北京　后海

2021 年 3 月 31 日

目　　录

第 1 章 绪 论

1.1 引 言

激光辐射是电磁辐射的一种形态,具有高密度、窄波长、单方向性等特点。激光有多种分类方法。依生成介质不同,可分为固态激光、气体激光、准分子激光、染料激光和半导体激光等。依发射持续时间不同,可分为连续波长激光和脉冲激光。依波长不同,可分为紫外波段激光、可见光波段激光和红外波段激光。依当前是否已用于手术用途,可分为手术激光和非手术激光,前者可进一步细分为硬组织手术激光和软组织手术激光,后者可进一步细分为诊断激光和热疗激光等。手术激光作为一种新型手术工具,相对手术刀、缝合针等传统工具,可以在减小治疗创口、切口的同时完成止血,并可缩短手术时间。

激光自问世便立即被投入与生物组织交互特性的研究领域。这些研究涉及的人体正常组织涵盖皮肤、肝脏、毛发、肌肉、脂肪、骨和牙齿等。激光对人体组织的损伤机理是这些研究的主要内容之一。针对激光–组织交互机理的实验研究积累了丰富的实验结果、关系曲线及规律,这些规律一方面直接作为操作准则指导激光的实际使用,另一方面,也作为检验理论分析结果正确与否的标准。通过研究发现,激光与组织的相互作用可以用三种现象来描述:散射、反射和吸收[1]。除这些常见的现象外,激光作用于组织时还存在表面蒸发、相爆炸、约束沸腾及其产生的物质喷射、冲应力诱发二次物质排出、气泡形成、等离子体形成、压力效应和冲击波效应[2-4]等现象。这些复杂现象的利用和抑制对于精确控制激光治疗疾病有着重要的价值。然而,当前描述这些现象的模型过于复杂,导致反馈控制器设计难度很大。这些现象在未得到充分利用之前,通常不是解决问题的办法,而是问题本身。同时,已发现不同的激光与不同的治疗对象之间存在最佳匹配关系,如 CO_2 激光擅长精确切割生物组织,氩离子激光和 Nd:YAG (neodymium-doped yttrium aluminium garnet,掺钕钇铝石榴石晶体) 激光擅长凝固血管化程度高的肿瘤或畸形,钬激光 (holmium yttrium-aluminum-garnet,Ho:YAG) 擅长碎石,铒激光 (erbium-doped yttrium aluminium garnet laser,Er:YAG) 适合备牙等[5]。

除了激光–健康组织交互实验研究外,通过激光与各种病理组织,包括恶性胶质瘤、肾脏肿瘤、膀胱癌、原发性和继发性肝肿瘤、肝脏恶性肿瘤、肝细胞癌等的热交互机理实验研究,可以获得激光与不同病理组织的激光–组织交互机理,这些机理构成了治疗各类疾病的核心科学基础[6]。"激光是一种有效的治疗媒介"的认识是伴随着激光–组织交互机理研究不断深入发展而逐步形成的。交互的主要目标是利用热坏死特性对疾病组织进行升温加热坏死处置和对非疾病组织实施可恢复的暂时性激光处置等。基于激光–组织交互机理,激光在医疗领域有三种主要治疗方式,即外科手术激光、光热疗法激光和光动力疗法激光。

随着观察到的现象不断积累、丰富,通过对这些现象建立数学模型来预测不同激光参数对生物组织形态变化的影响便成为研究的一个方面,同时提出一些经验度量参数来刻画

激光毁伤效果 (形态学模型)。由此，激光–组织交互机理研究即从实验观察及结果统计分析阶段进入数学模型量化分析阶段。随后，在开展形态变化描述模型研究 (热场分布数学模型) 的同时，彭尼斯 (Pennes) 方程[7] 首次被引入激光热场分析领域[8]。此后，陆续出现多种描述激光–组织交互热场分析的数学方法。例如，在不使用动物模型的情况下，根据物理学原理，即基于麦克斯韦方程，建立激光–组织相互作用模型，描述生物组织对激光照射反应的数学模型，以预测激光照射生物组织过程中温度上升的时空动态变化[9]。基于已建立的数学模型，开展热场仿真研究。基于上述温度场数学模型的热场仿真研究虽然不能给出复杂情况下的准确模拟，但是对于组织内部近似匀质的情况，仿真方法可以给出整体的温度变化趋势，对实际激光加热前的分析仍具有较强的指导价值[10-11]。

进一步，随着数学模型的建立，结合组织坏死现象的实验观察，促使学者逐渐认识到：激光对组织多种效应中的热坏死机理量化分析，是激光治疗的关键所在。截至目前，存在两种判断坏死区域的评估模型。其一，厄瑞涅斯 (Arrhenius) 热损伤过程方程[12] 可用于描述激光热损伤[13]，厄瑞涅斯动力学模型使用一个厄瑞涅斯多项式方程来估计被加热组织所吸收的能量。其二，温度阈值模型是判断加热组织是否超过某一温度给定时间的综合不等式条件。这两种组织热坏死判断方法，可以单独或组合使用，以完成对已知热场演化下组织是否坏死的判断，以及对疾病组织的坏死治疗。

在上述热场演化和坏死机理两类数学模型建立后，激光治疗方法的量化分析框架已经搭建完毕。虽然这些量化分析的数学模型可以进一步优化，同时模型初始条件也存在大量假设，此外也存在模型依赖的生物组织参数在通过实验测量时其精度也存在较大误差的不足，但以上述模型为基础，进一步结合传感器实时获取组织温度等信息，便可以确定初步的激光治疗闭环控制方法，结合设计的激光治疗机器人系统，就可以完成激光治疗的机器人化。因此，结合上述数学模型、机器人系统方法以及组织成像方法，激光治疗方法进入闭环控制阶段的所有条件都已具备，即具有闭环控制能力的自主激光治疗机器人的必要技术基础均已具备。

激光治疗的机器人方法除上述核心工作外，还依赖于激光消融治疗辅助技术，包括对病变区域的三维成像、温度监控和治疗规划等。对病变区域的三维成像是反馈控制依赖的治疗区域形态剩余量 (反馈误差) 的两个变量之一。当前肿瘤空间形态成像方法的精度通常以毫米或亚毫米为单位，成为高精度治疗肿瘤的短板之一。因此，高精度成像方法，如共聚焦显微成像引导的激光热损伤治疗方法[14] 成为潜在的实用激光高精度技术途径之一。此外，一些新式肿瘤定位辅助方法的出现，如 5-氨基乙酰丙酸 (5-aminolevulinic acid，5-ALA) 肿瘤荧光指示剂等，为实现病变区域的三维成像也提供了辅助高精度定位方式。

温度是激光消融治疗的关键因素，同时也对治疗安全有重要影响。比如数分钟温度超过一定值 (如 48℃) 将导致生物组织 (包括正常组织或肿瘤组织) 的不可逆坏死。因此，面对既要切除肿瘤组织，又要减少或者防止对肿瘤周围健康组织损害的治疗目标时，组织温度的反馈有助于医生动态调整激光治疗的时间。当前，温度监测技术分为侵入性和非侵入性两类。前者包括热电偶和光纤传感器，后者包括磁共振成像、计算机断层扫描和超声波测温[15]。总之，生物组织激光诱导热疗过程中温度监测的技术作为辅助技术，随着激光治疗方法的发展而发展，但目前仍受限于识别精度等因素而尚未达到医用激光治疗机器人成熟可用的程度。

一般而言，考虑到激光治疗的安全性，需要在正式实施治疗前，先离线分析治疗过程。给定热坏死区域，即可根据热场模型设计激光治疗过程，这个过程的方法性描述即为激光治疗规划[16]。通常治疗规划采用离散布置热坏死区域的方式完成，但这种方式存在的问题是需要多次布置热源，同时布置坏死区存在大量重叠导致治疗时间变长。此外，激光连续路径规划是通过连续加热治疗区域以达到病变区域的整体坏死治疗，但这种方式的精确激光功率和移动速度以及光斑与辐射表面距离的联合优化尚未有研究开展，因为其以病变内部成分空间分布复杂的实际组织模型的精准描述为前提。

此外，一些技术随着发展也逐渐显露出辅助激光治疗以获得更佳治疗精度的潜力和可能。基于激光的诊断、治疗和手术方法逐渐深入和扩展[17]。近年来，纳米粒子在癌症治疗中的制备和应用展现了良好的潜能。金纳米粒子由于其易于表面功能化和光热加热的能力，特别适合于热坏死肿瘤组织。在光热加热对体外细胞的影响、金纳米粒子的性质和已建立的生热机制、光到热转换过程的物理机制、不同的加热纳米粒子加热效率和光谱工作范围等方面不断取得进展。鉴于上述金属离子的吸收效能，若其结合磁性粒子位置控制技术[18]和磁性粒子在交变磁场下的加热机理 (磁热疗法)[19]，将是一种潜在的针对病变特定空间分布区域的高精度局部加热坏死方法。

值得指出的是，在很多情况下，激光治疗应遵从选择性消融的原则，即为了在处理病变的时候保护底层健康组织。例如，处理烧伤结痂的时候保护正常组织，清理斑块的时候保护动脉壁，在神经外科手术中清除靠近神经组织等敏感对象的肿瘤时要保护神经组织等。有必要将消融范围限制在目标结构上，此时可以采用以下反馈保护措施：通过利用所涉及组织的光学特性的内在差异来实现选择性消融；引入在线监测和主动反馈技术来区分不同的组织类型，在到达层间过渡时自动停止消融过程；通过等离子体光谱区分骨和神经组织等。

此外，要实现精确的组织消融，需要使用在组织中具有小光学穿透深度的激光波长，将能量沉积限制在小体积内。同时，还需要热约束以限制辐照过程中热扩散的空间范围，并使吸收体积内的温度最大化。同时，施加应力约束有助于降低材料去除所需的体积能量密度，可以保证能够提供更有效的消融过程[4]。这些方式在当前的自主激光治疗系统还未涉及。

另外，虽然出现了一些新的激光治疗方法，但其涉及的治疗方案与机器人系统及反馈控制关联度甚低，提高治疗精度的关键在于解决生物化学难点。例如，以光敏剂、光源和组织氧为三要素的光动力疗法是一种涉及特定波长激发光和光敏化学物质的光疗方法，与分子氧结合使用引起细胞死亡 (光毒性)，其提高治疗精度的关键在于提供足够光剂量的方法和光敏剂的制备等生物化学方法。因此，本书对此类方法不述及。

从上述激光发展历程和当前现状概述中可以发现，激光治疗方法的发展具备以下一些规律：从不同激光与不同组织的交互特点与机理开始，激光照射组织所发生的变化由宏观观察向微观观察发展；同时，利用所获得的激光作用于组织的机理对疾病进行治疗，治疗的精度又不断地沿着由宏观向微观的方向精准化发展；激光治疗操作者由人类医生向操作精度更高的激光治疗机器人系统逐步过渡，这些发展规律是医学和激光与机器人理论及工程技术不断协同演进趋势下的必然发展阶段性结果和长远目标。

1.2 激光医学发展要点史

本节将以激光治疗的各个标志性事件为线索介绍激光医学的发展历史，同时以其作为起点对所在领域进行扼要发展介绍。本节不涉及激光医疗机器人，该部分将在下节集中介绍。

最初，激光研制属于毁伤敌方视觉的武器研究范畴。第一台激光器问世于 1960 年[20]。次年，便以激光对视网膜损伤程度为测试目标，在家兔眼底进行了生物医学领域的首次试验。后来，在生物体大到器官[21]、小到细胞[22] 的多种组织多尺度上进行了大量测试，从作用结果角度观察激光对生物组织的影响。随着实验结果的持续积累，首部关于激光医学的书籍[23] 于 1967 年出版，该书相对系统地介绍了激光对多种人体器官组织作用的初步实验结果，使人们首次对激光与人体组织的作用关系机理有了系统的认知。激光器很快进入生物医学领域，在家兔身上进行的眼部激光损伤实验表明，单次 0.5ms 脉冲所产生的高能密度足以对棕色兔的色素视网膜和虹膜造成瞬时热损伤。眼科检查显示，视网膜病变类似于原子火球的闪光灼伤[24]。在这些研究中，发现增加激光功率可以实现更大的损伤效果[4]。

紧随其后，大量涉及激光对生物组织的影响特性的实验观察研究开展起来。1963 年，通过在兔子和人的皮肤上进行激光束对皮肤的病理效应实验研究[21]，发现了激光对皮肤的破坏性损伤。1964 年，采用 9000 J/cm^2(焦耳/平方厘米) 的激光对龋齿的冲击实验观察到了激光对龋齿组织的破坏[25]。1968 年，以实验动物猴为对象，进行了连续波 CO_2 激光肝切除术的一些实验观察，发现激光切割过的肝脏出血量小[26]。然而，激光–组织交互机理需要大量的实验研究，直到 2017 年才形成了比较完整的脉冲激光–组织热交互机理[4]。以下著作对激光–组织交互机理进行了系统阐述：1967 年出版的第一部激光医疗专著《激光的生物医学方面–生物与医学中的激光应用介绍》[23]，1971 ~ 1991 年出版的五卷《医学和生物领域的激光应用》[27]，1996 至 2019 出版的五版《激光–组织交互：基本原理与应用》[5]。这些专著系统地总结了激光–组织交互机理的结果。目前，尚无激光治疗的机器人方法或激光医疗机器人相关专著。

在上述机理阐述中，涉及光热消融治疗的一个关键结论[1]，即温度条件是保留或破坏正常和病变细胞的关键，即细胞长时间加热至 45 ~ 55℃ 会导致其死亡，而短时间暴露在超过 60℃ 的环境则会因蛋白质变性导致不可逆的细胞损伤和死亡。不同组织的高温坏死阈值温度有少量差异，需要通过实验测定。

下面介绍激光医学发展过程中的标志性节点事件，涉及生物实验和临床医学角度使用激光器。

1. 眼科

1961 年，依托红宝石激光器进行了第一次眼科实验研究[24]。同年，激光焊接离体视网膜开创了眼科激光临床治疗的先河[28-29]。当前，眼科激光临床治疗已经涉及眼部器官的主要结构，包括角膜、巩膜、小梁、虹膜、晶状体、玻璃体和视网膜[5]。目前，眼科是激光医学发展时间最久也是相对最成熟的领域，以红宝石激光和氩离子激光最为常用。

2. 牙科

1964 年，波长 $694\mu m$ 的脉冲红宝石激光首次作为手术工具在牙齿上完成实验[23]。但后来发现这种激光热副作用严重，包括导致神经纤维的不可逆损伤和牙齿开裂。后续有学者尝试使用 CO_2 激光但效果类似。因此，当时认为如果不能消除热效应，激光不会成为备牙的可行工具。1988 年及后续的研究陆续确认，铒激光适用于去除所有类型的龋齿以完成龋齿备牙，并可在酸蚀刻前修饰牙釉质和牙本质，既没有并发症，也没有牙齿受损。治疗效果与钻头相同或更好[30-31]。除了上述硬组织手术，激光在牙科软组织应用等方面也获得了各种成功的应用，包括光激活消毒、软组织激光治疗和假牙激光焊接等[5]。

3. 妇科

自 1973 年，CO_2 激光首次在妇科子宫颈糜烂手术中进行试验使用后[32-33]，截至目前，妇科激光治疗的适应症包括外阴上皮内瘤变、阴道上皮内瘤变、宫颈上皮内瘤变、子宫内膜异位症、输卵管阻塞、绝育、双胎输血综合征。对于大部分适应症，CO_2 激光是标准激光类型，少数依靠 Nd:YAG 激光的适应症包括绝育和双胎输血综合征等[5]。

4. 泌尿外科

1971 年，首次开展了钕激光对膀胱组织和前列腺瘤的光凝测试，肾下端肾上极的横切手术操作，以及输尿管结石碎石等试验性测试[34]。1974 年，Nd:YAG 激光在泌尿临床外科中首先用于膀胱癌治疗[35]。肾结石治疗可以采用微创方式使用钬激光激光粉碎。泌尿外科主要是使用 CO_2、氩离子、Nd:YAG 和钬激光等类型激光器。

5. 骨科

1978 年，CO_2 激光首次在关节镜半月板切除手术中进行测试应用[36]。1986 年，完成了首例激光辅助切除椎间盘组织[37] 手术。钬激光在临床上用于半月板切割和消融、外侧支持带松解、创伤后纤维化的释放、软骨成形术、滑膜切除术、清创、肩关节唇撕裂消融、肩峰下减压、肩袖清创、组织收紧 (胶原收缩)、踝关节撞击减压和清创以及经皮核切除术[38]。激光关节镜是主要的激光治疗仪器。目前，CO_2 激光，Nd:YAG 激光和钬激光是骨科采用的主要激光类型。

6. 心血管科

1966 年，开展了第一例激光血管吻合实验[39]。1980 年，开创了激光无缝合血管吻合术。1972 年，使用氩激光完成在组织培养大鼠心肌细胞的线粒体的显微外科手术。1980 年，使用氩激光消融动脉硬化斑块。同年，首次对血栓形成的兔主动脉进行体内再通手术。1983 年，首次对闭塞的股动脉患者进行再通手术。1984 年，对肥厚型主动脉下心肌病患者进行了氩激光肌成形术[35]。由于微创手术 (minimally invasive surgery，MIS) 器械的最新进展，如微型导管和内窥镜的发展，新的激光治疗技术正在血管成形术和心脏病学获得应用。

7. 神经外科

首先，1966 年的研究表明红宝石激光对神经外科的帮助不是很大[40]。1977 年，首次开展了患者的 CO_2 激光神经外科手术[41]。大量相关研究发现，CO_2 激光器的主要优点是其所在波长的辐射可被脑组织强烈吸收。因此，可以进行非常精确的切割手术操作。然而，CO_2 激光并不适用于所有凝血。同时，连续波激光的主要问题是不能移除脑瘤，而只能使其凝固。而坏死的组织会留在大脑内，将导致脑组织的严重水肿。此时，邻近的健康组织也可能因热扩散而受损。经过大量研究发现，组织的非热消融是精确脑功能手术的强制性要求。当前，光动力疗法和激光诱导间质热疗法主导了神经外科手术治疗各手段选项之一的激光治疗方式。

8. 皮肤科

1962 年，红宝石激光首次在皮肤科用于消除纹身。1967 年使用激光治疗皮肤[42]。1974 年，首次使用 CO_2 激光完成烧伤清创[35]。脉冲激光辐射对体内色素结构造成选择性损伤的基本机制被称为选择性光热分解，第一个充分利用这一理论的激光器是用于治疗酒渍的黄色脉冲染料激光器[43]。在研究中发现，在皮肤病学中，激光辐射的光热效应是常用的，特别是凝固和汽化。由于吸收系数和散射系数都与波长有很强的依赖性。因此，不同的激光系统可以诱发不同的组织反应。在临床实践中，目前主要应用四种类型的激光器：氩离子激光器、染料激光器、CO_2 激光器和 Nd:YAG 激光器[5]。

9. 消化科

1970 年，无聚焦连续波 CO_2 激光被用于有胃溃疡或糜烂出血的实验狗，热酸射流引起的出血性溃疡在激光照射 5s 后就停止了。由于止血速度快，某些低危险的胃糜烂大出血患者可考虑使用 CO_2 激光[44]。1975 年，首次使用氩激光完成了人体上消化道止血试验[45]。1988 年，提出了一种改进的激光治疗溃疡或出血的技术。在胃肠治疗中，激光用于其热特性或作为光动力治疗 (photodynamic therapy，PDT) 的非热光源。胰腺肿瘤，肝脏肿瘤，由胆管癌、壶腹肿瘤、转移性疾病引起的恶性胆道梗阻以及大黏膜表面的浅表均对 PDT 的治疗有反应。CO_2 激光不适合临床胃肠病学，因为它不是通过光纤传输，而光纤是内镜手术成功的必备设备。胃肠病学常用的激光类型包括 Nd:YAG 激光和半导体二极管激光[5]。

10. 耳鼻咽喉与呼吸科

激光在耳鼻喉科的应用主要是针对喉部的喉管狭窄或喉癌等的显微手术。1972 年，首次在实验狗体上证明声带的良恶性病变可以通过比机械方式更安全的 CO_2 激光切除方法治疗[46]。激光治疗鼻子的主要适应症是高度血管化的肿瘤，如血管瘤或黏膜癌前病变。1984 年，氩离子激光在鼻部血管手术中进行了试验[47]。1980 年，氩离子激光进行了第一例镫骨切除术[48]。1982 年，首次联合使用血卟啉衍生物与激光光辐射治疗肺癌[49]。耳鼻咽喉与呼吸科常用的激光器包括氩离子激光器、KTP 激光器、CO_2 激光器和二极管激光器[50]。

除了上述治疗领域，激光在美容科，如脱毛、嫩肤和妊娠纹激光治疗等；在整形，如去疤痕、脂肪分解的身体重塑和多汗症激光治疗等；在静脉学，如下肢静脉曲张、下肢毛细血管、隐静脉和溃疡激光治疗等领域均有优良的治疗效果。随着技术发展，激光治疗方法的广度与深度也在不断扩大和加深。

1.3　激光机器人系统/治疗终端现状

本节从机器人和机电系统角度提供研究现状描述,同时也提供对激光治疗方法起到重要支撑作用的辅助技术。但以下方式不在本书内容之内:将激光照射到对象上然后观察结果;以手工方式调整激光光斑的大小和位置;无任何传感器的反馈信息来调整光学系统;无依据目标问题需求而设计相应的机械结构辅以电气控制的激光治疗系统等。激光机器人/激光治疗终端治疗方法的临床特性对比见表 1-1。

表 1-1　激光机器人/激光治疗终端治疗方法的临床特性

文献	外科种类	治疗肿瘤类型	浅表深部	是否微创
[51]	神经外科	恶性胶质瘤	浅表	×
[52]	神经外科	恶性胶质瘤	浅表	×
[53]	微创外科	—	—	√
[54]	微创外科	—	—	√
[55]	眼科、喉科	—	—	√
[56]	胎儿外科	双胞胎输血综合征	浅表	√
[57]	神经外科	恶性胶质瘤	浅表	×
[58]	肿瘤科、皮肤科和神经外科	—	—	√
[59]	眼科、牙科和喉科	—	—	√
[60]	口腔外科	—	深部	√
[61]	胎儿外科	双胞胎输血综合征	深部	√
[62]	头颈外科	头颈部癌症手术	深部	√
[16]	神经外科	—	浅表	√
[63]	神经外科	脑膜瘤切除术	深部	×
[64]	喉科	嗓音手术	深部	√
[65]	喉科	嗓音手术	深部	√
[66]	胎儿外科	双胞胎输血综合征	深部	√
[67]	胎儿外科	双胞胎输血综合征	深部	√
[68]	喉科	声带手术	深部	√
[69]	喉科	嗓音手术	深部	√
[70]	—	软组织肉瘤	浅表	×
[71]	喉科	嗓音显微外科手术	深部	√
[72]	显微外科手术	息肉、囊肿和肿瘤切除	深部	√
[73]	泌尿外科	前列腺癌良性瘤	深部	√
[74]	显微外科手术	—	深部	√
[75]	胎儿外科	双胞胎输血综合征	深部	√
[76]	眼科	糖尿病视网膜病变	深部	√
[77]	眼科	糖尿病黄斑水肿	深部	√
[78]	肝胆外科	肝细胞性肝癌	深部	√
[79]	喉科	嗓音显微外科手术	深部	√
[80]	泌尿外科	良性前列腺增生	深部	√
[81]	喉科	嗓音显微外科手术	深部	√
[82]	微创外科	子宫内膜异位症手术	深部	√
[83]	显微外科手术			

续表

文献	外科种类	治疗肿瘤类型	浅表深部	是否微创
[84]	经口激光显微手术	恶性肿瘤	深部	√
[85]	—	—	—	√
[86]	—	—	—	√

自 2008 年用于胎儿外科的图像引导激光治疗系统问世以来，大量针对各种适应症治疗的激光机器人系统或者装置在近几年不断出现。截至 2020 年 9 月，激光医疗机器人系统或装置依所涉及的临床领域进行分类的统计情况如图 1-1 所示。目前，前列腺激光手术机器人系统和经口激光手术机器人系统处于数量领先位置。

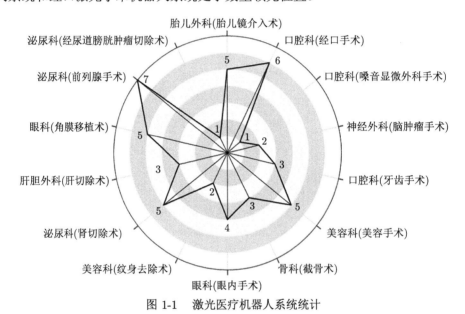

图 1-1　激光医疗机器人系统统计

1. 眼科

眼科是激光机器人发展较为深入的领域。一部分原因在于对激光与眼部组织交互机理的认知积累相对丰富。例如，针对巩膜创面缝合手术需求，一种激光手术机器人系统[87]，采用波长为 1455nm 的拉曼 (Raman) 单模光纤激光和红色可见波段激光，两束激光共轴配置。采用一组变焦透镜聚焦，通过分束器使激光束光轴与显微镜观察主轴方向相同。两束光柱通过一个双轴电流计进行控制，并进一步与机器人机械系统集成，组成了半自动手持式眼内激光手术显微外科机器人系统。针对视网膜病变，两种激光视网膜手术机器人系统，分别采用复合视觉伺服控制方法[76] 和基于触觉反馈算法的人机共享控制[77]，完成了将激光对准视网膜发病区域，并依据术前计划对激光束进行定位，以完成激光对视网膜病变的光凝治疗。

2. 牙科

人体相对近似刚体的组织，除了常见的颅骨、脊柱、膝关节等骨性结构之外，也包括牙齿。依治疗机器人化的难易程度区分，这种近刚性结构相较软组织的最大优势在于，成熟的工业机器人定位方法移植到针对刚性结构手术的医疗机器人的难度小。这也是针对骨性结构治疗的医疗机器人种类和数量均相对丰富并已进入临床应用的根本原因。针对牙冠修复手术，一种自动备牙机器人[88] 由口内三维扫描探头和自控飞秒激光牙体预备系统组成，具体包括三自由度微型口内系统、六自由度机械臂、飞秒激光。通过探头在患者口腔扫描以获得目标牙齿的三维形态。通过机器人执行规划路径完成飞秒激光对牙齿组织的部分清除。

3. 胎儿外科

胎儿外科相对其他外科学是相对新近的学科。激光在胎儿外科中的应用主要针对双胎输血综合征，其发病是由于两个胎儿之间通过胎盘的血管吻合进行异常血流输注导致。通过胎儿镜下手术阻断胎儿间血流输运可以完成治疗[61]。在双胎输血综合征开展激光治疗机器人研究的重要原因在于该疾病属于体内深部病变，因此微创治疗是最佳方式。同时通过聚焦激光能量于血管位点即可选择性阻断血管以完成治疗的方式较为简洁，不需要复杂的手术操作。因此，其既能体现微创治疗的先进理念，又有着简易的治疗操作方法。具体的，一种内窥镜激光治疗机器人系统[61,65-66]，可以实现同轴传输引导激光束和治疗激光束到任意点，以完成特定病变点的热坏死治疗。此外，由于传统激光系统很难接近位置很深并被其他组织遮挡的胎盘，一种可灵活弯曲的机器人系统[56] 可绕过遮挡组织达到子宫内部目标点。通过机器人的中空中心通道传送的光纤完成联通血运血管的加热光凝闭合。

4. 泌尿外科

泌尿外科手术常常需要通过尿道投送器械到病变位置以完成治疗。然而，在尿道治疗过程中流淌或喷溅的尿液实在难以让人产生舒适感。因此，从医生角度观察，泌尿外科对机器人的需求相对其他领域更为迫切。针对治疗良性前列腺增生所依赖的经尿道前列腺切除术，利用尿道作为一种自然腔道可实现无切口入路的特点，设计出一种具有灵活运动能力的内窥型机器人平台[89]，用以投送激光到达深部前列腺，以完成对前列腺的切除操作，同时，通过对电缆所受拉力中的激光尖端和前列腺组织间的接触力的感知[80]，来保证机器人投送过程中与尿道接触力在允许范围内而不伤及尿道。一种激光消融机器人[73]，采用气体驱动方法，在 MRI(magnetic resonance imaging，磁共振成像) 系统引导下，通过两个主动平面自由度 (degree of freedom，DoF) 和一个被动旋转自由度的运动机构带动激光，完成前列腺癌的局灶激光消融 (focal laser ablation，FLA) 治疗。

5. 普外科

普遍而言，大部分手术在完成核心任务过程中，常涉及实现预定形状和深度的切口这一具体操作。可以采用一种远程力反馈激光手术系统[84]，它提供由前馈模型进行估计的切口深度，该模型建立了激光参数和激光暴露时间与消融深度的映射关系。通过触觉方式将激光切口深度反馈给外科医生后，可完成由激光生成切口的操作。此外，通过眼球追踪识别外科医生意图来控制相机追踪理想的激光目标点[85]，可在快速获得目标点的同时，避免消融前手动调整激光目标点的重复工作。

6. 消化科及肝胆外科

消化道深在体内。因此，以是否对病变区域以外的正常组织产生损伤为标准，消化道器官病变的治疗可分为两种方式：经自然腔道投送激光方式和经皮穿刺方式。目前，虽然尚无通过口腔、肛门进入食道和肠道等自然腔道内部，完成病变治疗的激光机器人系统，但穿刺机器人系统可通过穿刺方式将激光送到消化道器官的病变部位，完成热坏死治疗，如磁共振成像引导气缸驱动肝肿瘤激光消融机器人[78]，以及组织电阻率及力传感感知组织跃层的可变路径超弹性管穿刺机器人系统[90]。值得指出的是，1970 年针对肝脏切除手术提出的 CO_2 激光手术系统[26]，其包含的多自由度导光臂和内窥镜机械光学系统一直沿用至今，不仅用于医生手工操作，也被整合到激光治疗机器人系统[88]，已经成为激光医学工程化领域的一个通用基础组件。

7. 神经外科

颅内作为人体关键组织和器官分布最稠密的区域，其内部疾病治疗有两种方式：常规开颅手术和微型器械介入治疗。在两种方式下，都存在机器人激光治疗系统。针对常规开颅方式，一种具有自动聚焦和扫描机制的机器人激光消融系统，用于神经外科恶性胶质瘤的精确切除。在这种系统中，采用由 5-ALA 诱导荧光的术中肿瘤诊断技术识别肿瘤位置，实现开颅状态下难以依靠肉眼识别的肿瘤组织的定向识别[57]。此外，将 980nm 激光与机械臂集成，可以成为有效的脑膜瘤切除工具[63]。针对介入治疗方式，激光间质热疗 (laser interstitial thermal therapy，LITT) 微创手术治疗方法可通过激光治疗机器人系统完成对颅内深部病变的治疗[91]。

8. 耳鼻喉科

耳鼻喉所处位置相对体内器官更靠近体外，相对容易利用柔性结构投送医疗器械，包括投送激光的载体光纤。因此，这几种器官的治疗很少采用经皮穿刺方法的介入治疗。经口激光发声手术是利用激光束对喉部组织进行切割、消融或光凝的一种常用外科手术。激光传输过程中常采用两种形式：自由光束投射和光纤传输。前者以外科显微镜结合激光扫描器的方式提供对病变的精确激光扫描；后者使用柔性光纤传输激光束，无须直瞄。嗓音显微外科手术 (phonomicrosurgery) 是嗓音外科 (phonosurgery) 的一种手术形式，通过对声带的整形来维持、恢复或改变人的嗓音。针对此类手术，声带激光显微整形手术机器人系统[92] 通过控制电动激光微操作器来改变 CO_2 激光的投射点以完成对声带组织的处理。也可以采用嗓音显微激光外科手术柔性机器人以弯曲方式进入喉部预设位置，并利用弯曲末端的电缆驱动并联机构来控制激光光纤的末端以调整激光照射目标点[93]。亦可利用介于传统机械尺寸和 MEMS (micro-electro-mechanical system，微机电系统) 尺寸之间的中尺度嗓音激光外科机器人，采用柔性机械结构与微型电机组合的方法，实现双解耦激光指向角，完成激光束的精确定位[69]。为了提高声带组织的操作精度，使用基于视觉的嗓音显微激光手术机器人系统，采用在激光开环控制器上增加基于视觉的闭环轨迹矫正的双重控制策略，实现高精度的声带组织 CO_2 激光切割[81]。

除了上述完整的激光治疗机器人系统外，同时存在一类激光治疗手术刀/终端系统。这些终端在结合多自由度机械臂系统后即可构成完整的激光治疗机器人系统。接下来，对此类终端装置的现状依终端结构、腔道投送机构设计和实体组织穿刺结构三个领域分别进行阐述。

结构设计是激光治疗终端投送激光能量以进行治疗的基础。用于微创手术的激光消融系统的终端是影响一体化激光消融系统性能的关键。一种用于微创手术的激光消融末端执行器，由弯曲部件、球关节机构和成像传感器组成。通过独立驱动弯曲部件和球关节机构，可将波长 1064nm 的 Nd:YAG 激光束引导到工作空间内所需的方向并照射目标点。激光消融终端模块直径为 5mm，球关节机构最大偏转角为 26°[16]。此外，一种多自由度激光消融末端执行器，由四个弹簧和软轴组成[53-54]。一种微创外科激光手术系统包含一个微型激光消融模块和一个成像传感器。该系统由波长 1064nm 的 Nd:YAG 激光光源、引导激光的 CCD(charge coupled device，电荷耦合器件) 相机和平行四杆机构组成。系统模块直径 3.5mm，长度 15.0mm。

照射方向/位点控制是激光治疗终端的一个必备功能。一种用于激光转向的小型内窥镜鼻尖，由一个基于两个线性压电电机的两自由度微型机器人装置和一个可变形的硅微反射镜组成，可被集成到用于声带激光显微手术的机器人内镜尖端。利用该微型机器人装置，通过与视觉伺服控制器相结合的路径跟踪方案来控制激光在目标组织上的运动[68]。声带瘢痕是嗓音障碍的主要原因，可通过注射软组织生物材料来改善声带的机械特性。一种微型飞秒激光手术探头[64]，使用精确的飞秒激光显微手术来消融瘢痕表面下的空洞，会在致密的上皮瘢痕组织中创建一个平面，然后将生物材料注入其中，以完成改善声带机械特性的手术操作。一种基于球面定向装置的电动激光微操作器，包括反射激光聚焦光学系统，并由两自由度的滚/俯仰机构驱动激光分束镜，以瞄准病变目标点[79]。

成像系统有助于激光治疗终端实现诊断操作和治疗操作的无缝连接，实现对激光消融现场的实时观察监控治疗过程，保障手术安全，亦可提高手术效率。如果成像系统可进一步小型化，则整合后的小型化激光诊断治疗集成系统能够以微创方式进入体内区域完成病变的治疗。目前，已成像设备包括共聚焦成像 (confocal imaging) 和光学相干断层扫描 (optical coherence tomography，OCT)。一种基于前者且与内窥镜尺寸兼容的方案，将基于单光纤且无机械扫描的共聚焦显微成像系统与激光显微手术系统进行整合，通过共聚焦成像方法将二维样本坐标映射到光谱上，允许在探针或样本没有任何机械运动的情况下进行二维成像和显微激光手术[14]。类似的，一种采用单光纤的具有高空间分辨率、小器件直径和大视场优点的光谱编码成像系统，可与机械扫描成像系统和激光显微手术系统整合，组成激光诊断治疗一体集成终端[94]。在激光治疗龋齿过程中，激光脉冲照射组织表面后，组织形状可能会随着时间的推移而逐渐改变。因此，需要对组织表面的截面进行实时原位观察，以实现定量地确定牙齿消融效率或消融速率与激光参数 (如激光脉冲的重复频率和能量) 的关系。利用光学相干断层扫描方法对激光消融生物组织表面进行了自动原位观察，并对其消融速率进行了定量评价，这种集成系统可提高激光治疗效果[95]。

激光治疗终端需经由终端投送系统到达人体实质性组织深部或腔道深处，以完成病变的激光治疗。对腔道深处手术任务包括经自然腔道内镜手术 (natural orifice transluminal endoscopic surgery，NOTES)，将激光的物理载体光纤和激光治疗终端投送到目标位置是关键。因此，设计具有多自由度或柔性连续体机器人以完成光纤投送是前提。此类投送操作可由基于线驱动方法的可伸缩和可压缩连续体机器人[96-98]完成。这类机器人中轴为可容纳光纤的空心管状结构。除上述线驱动[99-100]和软体驱动方式[101]外,一种亚毫米尺度的自润滑软性连续体机器人,通过对其软体中的铁磁畴进行编程,并在其表面生长水凝胶皮肤,实现了基于磁驱动的全方位转向和导航能力。该机器人的身体是由均匀分散的铁磁微粒组成的软性聚合物基质连续体,通过机器人内部的中空结构容纳光纤,实现可操纵投射点的激光能量输出[99]。

以上为针对有腔室和其他形式通道条件下的多自由度激光投送装置的介绍。对于实质性组织,如脑外科,没有可达病变的连通空间,此种情况下需要可调整位置和姿态的穿刺机器人系统,以完成将激光光纤终端投送到病变目标点的任务[92]。

实验研究是激光治疗机器人从实验室到临床的蜕变起点。部分激光治疗机器人实验系统的组成与性能如表 1-2 所示。其中,实验研究对象是测试激光-组织交互的主要载体,影响对人体组织迁移评估的合理性。激光-组织交互实验对象,即仿体、离体和活体组织,涵盖种类非常广泛,包括带有黄色荧光蛋白 (yellow fluorescent protein,YFP) 的小鼠、狗肿瘤、火腿、鸡肝、鸡骨、离体鸡肌肉组织、离体脑肿瘤组织、离体前列腺、离体猪脑、离体猪眼、明胶、苹果、犬尸、人牙、乳腺组织、上皮组织、斯普拉格–杜勒 (Sprague-Dawley) 鼠模型、兔肠系膜血管、胎盘、小鼠肉瘤、猪喉、猪声带、猪血管、乳腺癌细胞、小鼠结肠腺癌 CT-26 细胞、小鼠乳腺瘤病毒、猪齿龈、猪股骨、猪肩胛骨和猪膀胱。

表 1-2　部分激光治疗机器人实验系统的组成与性能

文献	实验	实验对象	系统性能	荧光辅助	影像引导方式	水冷
[51]	√	仿体与猪脑	分辨率 0.1mm	5-ALA	MRI	—
[52]	√	仿体与猪脑	—	5-ALA	—	—
[54]	√	猪软组织	—	—	CCD	—
[55]	—	乳腺癌细胞 与猪声带	—	—	MEMS	—
[56]	√	鸡肝	弯曲重复性误差 0.5°±0.2°, 定位误差 0.2mm±0.1mm	—	—	—
[57]	√	仿体与猪脑	定位精度 0.5mm	5-ALA	CCD	—
[58]	√	乳腺癌细胞	横向分辨率 1.64μm, 轴向分辨率 16.4μm	—	双光子显微镜	—
[59]	√	琼脂仿体、大鼠 尾腱、猪声带	—	—	双光子显微镜	—
[60]	√	猪齿龈	—	—	—	—
[61]	√	鸡肝	定位精度 1mm	—	内窥镜	√
[62]	√	动物组织	—	—	内窥镜	—
[16]	√	长尾猪腰肉	—	—	—	—
[64]	√	冷冻全猪气道标本	—	荧光溶液	—	—
[65]	√	猪声带、仓鼠颊囊	—	自发荧光	显微镜	—
[66]	√	兔肠系膜血管	定位精度 1mm	—	内窥镜	—
[67]	√	肠系膜血管、鸡肝	—	—	内窥镜	—
[68]	√	尸体声带	误差 0.088mm	—	内窥镜	—
[69]	√		精度小于 0.1mm	—	CCD	—
[70]	√	小鼠携带黄色,荧光 蛋白表达肉瘤	跟踪误差 0.206mm	蛋白酶激活光学, 成像探针 LUM015	CCD	—
[71]	√	猪软组织	跟踪误差 0.206mm	—	CCD	—
[73]	—		—	—	MRI	—

续表

文献	实验	实验对象	系统性能	荧光辅助	影像引导方式	水冷
[74]	√	苹果	误差 0.075mm	—	CCD	—
[75]	√	人体胎盘	0.77mm ± 0.25mm 平动误差， 10.17° ± 0.5° 旋转误差	—	CCD	—
[76]	√	聚丙烯中空球	定位误差 0.039mm	—	CCD	—
[78]	√	假体	—	—	MRI	√
[79]	√	石膏块	均方根误差 0.150mm ± 0.007mm	—	显微镜	—
[80]	√	体模	—	—	—	√
[81]	√	鸡腿、石膏块	—	—	CCD	—
[82]	√	弹性材料	—	—	—	—
[83]	√	鸡胸	均方根误差 0.12mm （1mm 的切口下）	—	—	—
[84]	√	明胶	—	—	CCD	—

　　激光医疗机器人作为医疗机器人的一种，处于快速演进状态，其发展趋势反映了医疗机器人领域自主化的总体发展趋势[100]。图 1-2 所示为激光医疗机器人手术自动化发展趋势和当前研究状态。值得一提的是，激光治疗机器人可以与其他组织处理方法相结合以成为可完成更多任务的系统。比如，一种自主检测出血点并清除血液的自主机器人系统在清除血液之后可以采用激光热凝方法进行止血[101]。总体而言，激光治疗机器人目前处于有人操纵的仪器层面，未达到具备一定自主能力的自主化机器人层级。

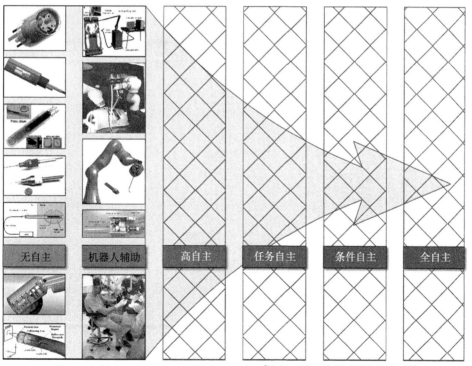

图 1-2　激光治疗机器人的总体发展趋势[16,54,57,61,62,75,85,88,91-93,102]

1.4　人类医生与医疗机器人对比

科学的发展不断推动机器取代人与外界的直接作用，机器将逐步成为人脑和外界之间的直连媒介。医学作为科学的一个分支，其发展历史也清晰地体现了这个规律。认识并接受这些不以人的意志为转移的规律，是加速推动医学发展的一个前提。因此，从各个角度对比人类医生和医疗机器人的长短优劣，对推动包括激光治疗机器人在内的医疗机器人领域的发展是有益的。表 1-3 所示为人类医生和医疗机器人的能力对比，从表中可以看出在医疗领域，人类和机器人的各自优势和劣势。从驱动方式角度看，人类医生与医疗机器人系统相比的特点在于能量的可持续性和系统抗疲劳特性。人类的疲劳主要体现在肌肉在一定负载下的持续时间问题，同时人体在无外界负载的状态下肌肉需要负担人体各组成部分的重量。因此，在无外界负载的条件下，人类医生也会疲劳。这些完全可以在机器人系统上克服掉。从传感方式角度看，人类的感觉方式在医疗领域主要涉及视觉和触觉，很少涉及听觉、嗅觉、味觉。但人类的视觉和触觉都有分辨限度而且难以提高，前者可以被高分辨的成像设备取代，后者相关的取代设备也在研发过程中。借助于机器人技术，激光手术治疗可以实现治疗效果的一致化，避免同样的病变因外界的因素而产生差别[63]。因此，总体而言，人类医生相较于医疗机器人的优势逐步退回到人类的思考、判断和伦理能力角度。

表 1-3　人类医生与医疗机器人的能力对比

对比项	人类医生的能力	人类医生的能力强弱	医疗机器人的能力	医疗机器人的能力强弱
协调性	有限的手眼协调能力	−	精度非常高	+
灵活性	感知范围内高	+	受限于传感器，范围能超过人类	+
信息集成	高层能力强	+	高层能力弱	−
	底层能力容易过载	−	底层能力强	+
适应性	高	+	与设计有关，总体有限	−
稳定性（长期）	随年龄增长而下降	−	不退化	+
疲劳性（短时），即时间稳定性	30min 左右	−	无时间限制	+
可扩展性	生物体自身所限	−	依据设计，可以变高	+
杀菌	可接受	+	可接受	+
准确性	生物体自身所限	−	以超越人类为设计指标	+
观察精度	肉眼	−	成像传感器	+
操作精度	亚毫米	−	微米级	+
占用空间	人类自身生物结构	+/−	依据设计指标，尺寸可以减小	+
有害环境下脆弱性	易受辐射和感染影响	−	不受环境危害影响	+
专科性	各科均可，但依赖培训	+	针对适应症的专科性	−
计算速度	心算	−		+
思维能力	有	+	无	−
抓持力	0～10kg	−	0～100kg	+
多任务性	一心不可二用	−	多任务并行执行能力	+
快速进化性	不能	−	能	+

本 章 小 结

　　本章主要论述了激光治疗机理、激光治疗机器人系统的总体目标、原理构成和研究现状。高精度激光医疗机器人系统是多学科交叉的研究问题，这些问题的解决需要交叉融合机器人学、激光医学、传感器理论、多模态信息融合等学科和研究领域，并最终为高性能机器人激光治疗方法和系统提供理论依据。

参 考 文 献

[1]　SCHENA E, SACCOMANDI P, FONG Y. Laser ablation for cancer: past, present and future[J]. Journal of Functional Biomaterials, 2017, 8(2): 19.

[2]　JANSEN E D, ASSHAUER T, FRENZ M, et al. Effect of pulse duration on bubble formation and laser-induced pressure waves during holmium laser ablation[J]. Lasers in Surgery and Medicine, 1996, 18(3): 278-293.

[3]　DOUKAS A G, MCAULIFFE D J, FLOTTE T J. Biological effects of laser-induced shock waves: structural and functional cell damage in vitro[J]. Ultrasound in Medicine & Biology, 1993, 19(2): 137-146.

[4]　VOGEL A, VENUGOPALAN V. Mechanisms of pulsed laser ablation of biological tissues[J]. Chemical Reviews, 2003, 103(2): 577-644.

[5]　NIEMZ M H. Laser-tissue interactions: fundamentals and applications, 4th edition[M]. Berlin: Springer, 2019.

[6]　RIGGLE G C, HOYE R C, KETCHAM A S. Laser effects on normal and tumor tissue[M]. Boston: Springer, 1971.

[7]　PENNES H H. Analysis of tissue and arterial blood temperatures in the resting human forearm[J]. Journal of Applied Physiology, 1948, 1(2): 93-122.

[8]　BOWMAN H F, CRAVALHO E G, WOODS M. Theory, measurement, and application of thermal properties of biomaterials[J]. Annual Review of Biophysics and Bioengineering, 1975, 4(1): 43-80.

[9]　AHMED E M, BARRERA F J, EARLY E A, et al. Maxwell's equations-based dynamic laser-tissue interaction model[J]. Computers in Biology and Medicine, 2013, 43(12): 2278-2286.

[10]　LI Y, HU J, GONG Y, et al. Treatment evaluation indices for laser ablation therapeutic method: a numerical study[C]// International Conference on Photonics and Imaging in Biology and Medicine. Suzhou: Optical Society of America, 2017: W3A. 62.

[11]　HU J, LI Y, GONG Y, et al. Performance comparisons of two treatment planning methods for laser ablation therapeutic approach[C]// International Conference on Photonics and Imaging in Biology and Medicine. Suzhou: Optical Society of America, 2017: W3A. 90.

[12]　ARRHENIUS S. About the reaction rate in the inversion of cane sugar by acids[J]. The Journal of Physical Chemistry, 1889, 4:226-248.

[13]　BROWNELL A S, HYSELL D K. Analysis of laser induced skin burns by a damage integral model[R]. Fort Knox: Army Medical Research Laboratory, 1970.

[14]　TSIA K K, GODA K, CAPEWELL D, et al. Simultaneous mechanical-scan-free confocal microscopy and laser microsurgery[J]. Optics Letters, 2009, 34(14): 2099-2101.

[15]　SACCOMANDI P, SCHENA E, SILVESTRI S. Techniques for temperature monitoring during laser-induced thermotherapy: an overview[J]. International Journal of Hyperthermia, 2013, 29(7): 609-619.

[16]　SU B, TANG J, LIAO H. Automatic laser ablation control algorithm for an novel endoscopic laser ablation end effector for precision neurosurgery[C]// 2015 IEEE/RSJ International Conference on Intelligent Robots and Systems. Hamburg: IEEE, 2015: 4362-4367.

[17]　YUN S H, KWOK S J J. Light in diagnosis, therapy and surgery[J]. Nature Biomedical Engineering, 2017, 1(1): 1-16.

[18]　KHALIL I S M, MICHEL Y, SU B, et al. Feeling paramagnetic micro-particles trapped inside gas bubbles: a tele-manipulation study[C]// 2016 IEEE International Conference on Manipulation, Manufacturing and Measurement on the Nanoscale. Chongqing: IEEE, 2016: 225-230.

[19] JAQUE D, MAESTRO L M, ROSAL B D, et al. Nanoparticles for photothermal therapies[J]. Nanoscale, 2014, 6(16): 9494-9530.

[20] MAIMAN T H. Stimulated optical radiation in ruby[J]. Essentials of Lasers, 1969, 187: 493-494.

[21] GOLDMAN L, BLANEY D J, KINDEL D J, et al. Pathology of the effect of the laser beam on the skin[J]. Nature, 1963, 197(4870): 912-914.

[22] ROUNDS D E. Effects of laser radiation on cell cultures[R]. California: Pasadena Foundation for Medical Research, 1965.

[23] GOLDMAN L. Biomedical aspects of the laser: the introduction of laser applications into biology and medicine[M]. New York: Springer, 1967.

[24] ZARET M M, BREININ G M, SCHMIDT H, et al. Ocular lesions produced by an optical maser (laser)[J]. Science, 1961, 134(3489): 1525-1526.

[25] GOLDMAN L, HORNBY P, MEYER R, et al. Impact of the laser on dental caries[J]. Nature, 1964, 203(4943): 417.

[26] MULLINS F, JENNINGS B, MCCLUSKY L, et al. Liver resection with the continuous wave carbon dioxide laser: some experimental observations[J]. Plastic and Reconstructive Surgery, 1969, 43(4):436.

[27] WOLBARSHT M L. Laser applications in medicine and biology: volume 5[M]. New York: Plenum Press, 1991.

[28] KOESTER C J, SNITZER E, CAMPBELL C J, et al. Experimental laser retina photocoagulation[J]. The Journal of the Optical Society of America, 1962, 52: 607.

[29] DAWKINS H, GELIJNS A C, ROSENBERG N. Sources of medical technology: universities and industry[M]. Washington: National Academies Press, 1995.

[30] PAGHDIWALA A F. Application of the Er: YAG laser on hard dental tissues: measurement of the temperature changes and depths of cut[C]// International Congress on Applications of Lasers & Electro-Optics. Santa Clara: Laser Institute of America, 1988, 1988(1): 192-201.

[31] PELAGALLI J, GIMBEL C B, HANSEN R T, et al. Investigational study of the use of Er: YAG laser versus dental drill for caries removal and cavity preparation-phase I[J]. Journal of Clinical Laser Medicine & Surgery, 1997, 15(3): 109-115.

[32] BELLINA J H, FICK A C, JACKSON J D. Lasers in gynecology: an historical/developmental overview[J]. Lasers in Surgery and Medicine, 1985, 5(1): 1-22.

[33] KAPLAN I, GOLDMAN J, GER R. The treatment of erosions of the uterine cervix by means of the CO_2 laser[J]. Obstetrics & Gynecology, 1973, 41(5): 795-796.

[34] MÜSSIGGANG H, KATSAROS W. A study of the possibilities of laser surgery[J]. International Urology and Nephrology, 1971, 3(3): 229-243.

[35] CHOY D S J. History of lasers in medicine[J]. The Thoracic and Cardiovascular Surgeon, 1988, 36(S2): 114-117.

[36] WHIPPLE T L, CASPARI R B, MEYERS J F. Arthroscopic laser meniscectomy in a gas medium[J]. Arthroscopy: The Journal of Arthroscopic & Related Surgery, 1985, 1(1): 2-7.

[37] CHOY D S, CASE R B, ASCHER P W, et al. Percutaneous laser ablation of lumbar discs. A preliminary report of in vitro and in vivo experience in animal and four human patients[C]// 33rd Annual Meeting, Orthopaedic Research Society, 1987, 1:19.

[38] IMHOFF A B. The use of lasers in orthopaedic surgery[J]. Operative Techniques in Orthopaedics, 1995, 5(3):192-203.

[39] YAHR W Z, STRULLY K T. Blood vessel anastomosis by laser and other biomedical applications[J]. Journal of the Association for the Advance Medical Instrumentation, 1966, 1(2): 28-31.

[40] ROSOMOFF H L, CARROLL F. Reaction of neoplasm and brain to laser[J]. Archives of Neurology, 1966, 14(2): 143-148.

[41] CERULLO L J. Laser applications in neurosurgery[J]. Nuclear Instruments and Methods in Physics Research Section A: Accelerators, Spectrometers, Detectors and Associated Equipment, 1985, 239(3): 385.

[42] GOLDMAN L, SILER V E, BLANEY D. Laser therapy of melanomas[J]. Surgery Gynecology & Obstetrics, 1967, 124(1): 49-56.

[43] ANDERSON R R, PARRISH J A. Selective photothermolysis: precise microsurgery by selective absorption of pulsed radiation[J]. Science, 1983, 220(4596): 524-527.

[44] GOODALE R L, OKADA A, GONZALES R, et al. Rapid endoscopic control of bleeding gastric erosions by laser radiation[J]. Archives of Surgery, 1970, 101(2): 211-214.

[45]　DWYER R M, HAVERBACK B J, BASS M, et al. Laser induced hemostasis in the upper gastrointestinal tract using a flexible fiberoptic[C]// Gastroenterology. Philadelphia: W.B. Saunders Company, 1975, 68(4): 888.

[46]　JAKO G J. Laser surgery of the vocal cords: an experimental study with carbon dioxide lasers on dogs[J]. The Laryngoscope, 1972, 82(12): 2204-2216.

[47]　LENZ H, EICHLER J. Endonasale Chirurgische Technik mit dem Argonlaser[J]. Laryngologie, Rhinologie, Otologie und ihre Grenzgebiete, 1984, 63(10): 534-540.

[48]　PERKINS R C. Laser stapedotomy for otosclerosis[J]. The Laryngoscope, 1980, 90(2): 228-241.

[49]　HAYATA Y, KATO H, KONAKA C, et al. Hematoporphyrin derivative and laser photoradiation in the treatment of lung cancer[J]. Chest, 1982, 81(3): 269-277.

[50]　BETKA J, PLZÁK J, ZÁBRODSKÝ M, et al. Lasers in otorhinolaryngology (ORL) and head and neck surgery[M]. Cambridge: Woodhead Publishing, 2013.

[51]　LIAO H, NOGUCHI M, MARUYAMA T, et al. An integrated diagnosis and therapeutic system using intraoperative 5-aminolevulinic-acid-induced fluorescence guided robotic laser ablation for precision neurosurgery[J]. Medical Image Analysis, 2012, 16(3): 754-766.

[52]　LIAO H, FUJIWARA K, ANDO T, et al. Automatic laser scanning ablation system for high-precision treatment of brain tumors[J]. Lasers in Medical Science, 2013, 28(3): 891-900.

[53]　SU B, SHI Z, LIAO H. A laser ablation end-effector with multiple degrees of freedom for minimally invasive surgery[C]// 1st Global Conference on Biomedical Engineering & 9th Asian-Pacific Conference on Medical and Biological Engineering. Tainan: Springer, 2015: 223-226.

[54]　SU B, SHI Z, LIAO H. Micro laser ablation system integrated with image sensor for minimally invasive surgery[C]// 2014 IEEE/RSJ International Conference on Intelligent Robots and Systems. Chicago: IEEE, 2014: 2043-2048.

[55]　BEN-YAKAR A. Image-guided ultrafast laser scalpel for precise and minimally invasive surgery[C]// CLEO: 2013. San Jose: IEEE, 2013: 1-2.

[56]　YAMASHITA H, MATSUMIYA K, MASAMUNE K, et al. Miniature bending manipulator for fetoscopic intrauterine laser therapy to treat twin-to-twin transfusion syndrome[J]. Surgical Endoscopy, 2008, 22(2): 430-435.

[57]　LIAO H, NOGUCHI M, MARUYAMA T, et al. Automatic focusing and robotic scanning mechanism for precision laser ablation in neurosurgery[C]// 2010 IEEE/RSJ International Conference on Intelligent Robots and Systems. Taipei: IEEE, 2010: 325-330.

[58]　HOY C L, DURR N J, CHEN P, et al. Miniaturized probe for femtosecond laser microsurgery and two-photon imaging[J]. Optics Express, 2008, 16(13): 9996-10005.

[59]　HOY C L, FERHANOĞLU O, YILDIRIM M, et al. Optical design and imaging performance testing of a 9.6-mm diameter femtosecond laser microsurgery probe[J]. Optics Express, 2011, 19(11): 10536-10552.

[60]　STOCK K, STEGMAYER T, GRASER R, et al. Comparison of different focusing fiber tips for improved oral diode laser surgery[J]. Lasers in Surgery and Medicine, 2012, 44(10): 815-823.

[61]　YAMANAKA N, YAMASHITA H, MASAMUNE K, et al. A coaxial laser endoscope with arbitrary spots in endoscopic view for fetal surgery[C]// International Conference on Medical Image Computing and Computer-Assisted Intervention. London: Springer, 2009: 83-90.

[62]　PATEL S, RAJADHYAKSHA M, KIROV S, et al. Endoscopic laser scalpel for head and neck cancer surgery[C]// Photonic Therapeutics and Diagnostics VIII. San Francisco: International Society for Optics and Photonics, 2012: 82071S.

[63]　MOTKOSKI J W, YANG F W, LWU S H, et al. Toward robot-assisted neurosurgical lasers[J]. IEEE Transactions on Biomedical Engineering, 2013, 60(4): 892-898.

[64]　HOY C L, EVERETT W N, YILDIRIM M, et al. Towards endoscopic ultrafast laser microsurgery of vocal folds[J]. Journal of Biomedical Optics, 2012, 17(3): 038002.

[65]　YILDIRIM M, FERHANOGLU O, KOBLER J B, et al. Parameters affecting ultrafast laser microsurgery of subepithelial voids for scar treatment in vocal folds[J]. Journal of Biomedical Optics, 2013, 18(11): 118001.

[66]　YAMANAKA N, YAMASHITA H, MASAMUNE K, et al. An endoscope with 2 DOFs steering of coaxial Nd: YAG laser beam for fetal surgery[J]. IEEE/ASME Transactions on Mechatronics, 2010, 15(6): 898-905.

[67]　YAMANAKA N, MASAMUNE K, KUWANA K, et al. A laser steering endoscope with high laser transmission efficiency[C]// Computer Aided Surgery. Bangkok: Springer, 2012: 65-74.

[68]　RENEVIER R, TAMADAZTE B, RABENOROSOA K, et al. Endoscopic laser surgery: Design, modeling, and control[J]. IEEE/ASME Transactions on Mechatronics, 2017, 22(1): 99-106.

[69] RABENOROSOA K, TASCA B, ZERBIB A, et al. Squipabot: A mesoscale parallel robot for a laser phono-surgery[J]. International Journal of Optomechatronics, 2015, 9(4): 310-324.

[70] LAZARIDES A L, WHITLEY M J, STRASFELD D B, et al. A fluorescence-guided laser ablation system for removal of residual cancer in a mouse model of soft tissue sarcoma[J]. Theranostics, 2016, 6(2): 155-166.

[71] SCHOOB A, KUNDRAT D, KAHRS L A, et al. Stereo vision-based tracking of soft tissue motion with application to online ablation control in laser microsurgery[J]. Medical Image Analysis, 2017, 40: 80-95.

[72] SUBRAMANIAN K, GABAY I, FERHANOĞLU O, et al. Kagome fiber based ultrafast laser microsurgery probe delivering micro-joule pulse energies[J]. Biomedical Optics Express, 2016, 7(11): 4639-4653.

[73] CHEN Y, SQUIRES A, SEIFABADI R, et al. Robotic system for MRI-guided focal laser ablation in the prostate[J]. IEEE/ASME Transactions on Mechatronics, 2017, 22(1): 107-114.

[74] ACEMOGLU A, MATTOS L S. Magnetic laser scanner for endoscopic microsurgery[C]// 2017 IEEE International Conference on Robotics and Automation (ICRA). Singapore: IEEE, 2017: 4215-4220.

[75] DWYER G, CHADEBECQ F, AMO M T, et al. A continuum robot and control interface for surgical assist in fetoscopic interventions[J]. IEEE Robotics and Automation Letters, 2017, 2(3): 1656-1663.

[76] YANG S, MACLACHLAN R A, MARTEL J N, et al. Comparative evaluation of handheld robot-aided intraocular laser surgery[J]. IEEE Transactions on Robotics, 2016, 32(1): 246-251.

[77] CHNG C B, HO Y, CHUI C K. Automation of retinal surgery: A shared control robotic system for laser ablation[C]// 2015 IEEE International Conference on Information and Automation. Lijiang: IEEE, 2015: 1957-1962.

[78] FRANCO E, BRUJIC D, REA M, et al. Needle-guiding robot for laser ablation of liver tumors under MRI guidance[J]. IEEE/ASME Transactions on Mechatronics, 2016, 21(2): 931-944.

[79] DESHPANDE N, MATTOS L S, CALDWELL D G. New motorized micromanipulator for robot-assisted laser phonomicrosurgery[C]// 2015 IEEE International Conference on Robotics and Automation (ICRA). Seattle: IEEE, 2015: 4755-4760.

[80] RUSSO S, DARIO P, MENCIASSI A. A novel robotic platform for laser-assisted transurethral surgery of the prostate[J]. IEEE Transactions on Biomedical Engineering, 2015, 62(2): 489-500.

[81] DAGNINO G, MATTOS L S, CALDWELL D G. A vision-based system for fast and accurate laser scanning in robot-assisted phonomicrosurgery[J]. International Journal of Computer Assisted Radiology and Surgery, 2015, 10(2): 217-229.

[82] PORTOLÉS S, VANBIERVLIET P, ROSA B, et al. Force control for tissue tensioning in precise robotic laser surgery[C]// 2015 IEEE International Conference on Robotics and Automation (ICRA). Seattle: IEEE, 2015: 579-585.

[83] FICHERA L, PARDO D, ILLIANO P, et al. Feed forward incision control for laser microsurgery of soft tissue[C]// 2015 IEEE International Conference on Robotics and Automation (ICRA). Seattle: IEEE, 2015: 1235-1240.

[84] FICHERA L, PACCHIEROTTI C, OLIVIERI E, et al. Kinesthetic and vibrotactile haptic feedback improves the performance of laser microsurgery[C]// 2016 IEEE Haptics Symposium (HAPTICS). Philadelphia: IEEE, 2016: 59-64.

[85] GRAS G, YANG G Z. Intention recognition for gaze controlled robotic minimally invasive laser ablation[C]// 2016 IEEE/RSJ International Conference on Intelligent Robots and Systems (IROS). Daejeon: IEEE, 2016: 2431-2437.

[86] HU Y, MASAMUNE K. Flexible laser endoscope for minimally invasive photodynamic diagnosis (PDD) and therapy (PDT) toward efficient tumor removal[J]. Optics Express, 2017, 25(14): 16795-16812.

[87] GARCIA P, MINES M J, BOWER K S, et al. Robotic laser tissue welding of sclera using chitosan films[J]. Lasers in Surgery and Medicine, 2009, 41(1): 59-67.

[88] YUAN F, WANG Y, ZHANG Y, et al. An automatic tooth preparation technique: A preliminary study[J]. Scientific Reports, 2016, 6(1): 1-9.

[89] HENDRICK R J, MITCHELL C R, HERRELL S D, et al. Hand-held transendoscopic robotic manipulators: a transurethral laser prostate surgery case study[J]. The International Journal of Robotics Research, 2015, 34(13): 1559-1572.

[90] SU B, YU S, YAN H, et al. Biopsy needle system with a steerable concentric tube and online monitoring of electrical resistivity and insertion forces[J]. IEEE Transactions on Biomedical Engineering, 2021, 68(5): 1702-1713.

[91] LAGMAN C, CHUNG L K, PELARGOS P E, et al. Laser neurosurgery: A systematic analysis of magnetic resonance-guided laser interstitial thermal therapies[J]. Journal of Clinical Neuroscience, 2017, 36: 20-26.

[92] MATTOS L S, DESHPANDE N, BARRESI G, et al. A novel computerized surgeon-machine interface for robot-assisted laser phonomicrosurgery[J]. The Laryngoscope, 2014, 124(8): 1887-1894.

[93] ZHAO M, VRIELINK T J O, KOGKAS A A, et al. LaryngoTORS: A novel cable-driven parallel robotic system for transoral laser phonosurgery[J]. IEEE Robotics and Automation Letters, 2020, 5(2): 1516-1523.

[94] METZ P, ADAM J, GERKEN M, et al. Compact, transmissive two-dimensional spatial disperser design with application in simultaneous endoscopic imaging and laser microsurgery[J]. Applied Optics, 2014, 53(3): 376-382.

[95] OHMI M, TANIZAWA M, FUKUNAGA A, et al. In-situ observation of tissue laser ablation using optical coherence tomography[J]. Optical and Quantum Electronics, 2005, 37(13): 1175-1183.

[96] SU B, JIN M, WU H, et al. Extensible and compressible continuum robot: A preliminary result[C]// 2019 WRC Symposium on Advanced Robotics and Automation (WRC SARA). Beijing: IEEE, 2019: 44-49.

[97] ZHANG Y, SUN H, JIA Y, et al. A Continuum robot with contractible and extensible length for neuro-surgery[C]// 2018 IEEE 14th International Conference on Control and Automation (ICCA). Anchorage: IEEE, 2018: 1150-1155.

[98] HAO Q, LI Z, YAN H, et al. A natural orifice soft robot with novel driven method for minimally invasive surgery (MIS)[C]// 2017 2nd Asia-Pacific Conference on Intelligent Robot Systems (ACIRS). Wuhan: IEEE, 2017: 289-294.

[99] KIM Y, PARADA G A, LIU S, et al. Ferromagnetic soft continuum robots[J]. Science Robotics, 2019, 4(33): eaax7329.

[100] YANG G Z, CAMBIAS J, CLEARY K, et al. Medical robotics-Regulatory ethical, and legal considerations for increasing levels of autonomy[J]. Science Robotics, 2017, 2(4): eaam8638.

[101] SU B, YU S, LI X, et al. Autonomous robot for removing superficial traumatic blood[J]. IEEE Journal of Translational Engineering in Health and Medicine, 2021, 9: 1-9.

[102] ACEMOGLU A, MATTOS S L. Non-contact tissue ablations with high-speed laser scanning in endoscopic laser microsurgery[C]// 2018 40th Annual International Conference of the IEEE Engineering in Medicine and Biology Society. Honolulu: IEEE, 2018: 3660-3663.

第 2 章　激光–组织交互机理

2.1　引　　言

激光治疗的核心目的是通过对激光在生物组织中传播规律的认知来设计能量投放方法，以确保激光能量能够准确和可控地输送到生物组织中的病变位置。同时，使病变位置邻近的健康组织免受最小限度的损伤[1]。激光照射到组织后，其内部会逐步发生多种现象。所有现象构成了激光–组织交互机理 (laser tissue interaction mechanism，LTIM)。通过使用激光照射组织来完成治疗目标的任务，也是在激光–组织交互机理全集中选择合适子集的行为。激光与组织的相互作用机制是利用激光作为工具消融病变组织的基础。激光–组织交互机理既是高精度的保障，也是手术安全的保障。

2.2　实　验　观　察

实验观察是从直观上认识激光对生物组织作用的最初和主要手段。从宏观观察到微观观察，从常速观察到高速相机瞬态观察，对激光参数变化引起生物组织变化的认识越来越深刻，不断丰富激光–组织交互机理。从宏观角度而言，在保持激光波长不变的情况下，改变激光参数中的功率和时间两个变量，可以发现激光对组织特性的改变具有一定规律，即功率和时间值越大，组织坏死的区域越大，如图 2-1(a) 所示的实验结果。由图 2-1(a) 可见，白色凝结区域的直径同激光功率和照射时间成正相关。

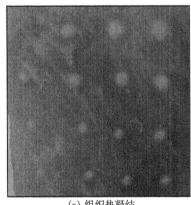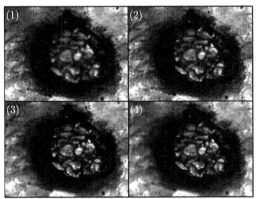

(a) 组织热凝结　　　　　　　(b) 激光照射后的组织碳化状态显微分层观察结果

图 2-1　不同激光参数与组织作用实验结果

激光功率越大以及照射时间越长，则组织加热的速度越快，进而组织温度提升的时间越短，手术效率也越高，但是，过大的激光功率结合过长的照射时间常导致组织产生碳化孔洞等现象。例如，对于功率为 21W 的 Nd:YAG 激光，当光纤终端距离组织 0.5mm，照射时长为 10s 时，被照射组织将产生具有一定深度的碳化孔洞，图 2-1(b) 即为激光照射后的组织碳化状态显微镜分层观察结果，图中依顺序成像焦平面逐步下移。虽然碳化现象是某些体表疾病的有效治疗方式，但对于深入体内的病变等，这种碳化组织难于吸收，通常是治疗过程中希望避免发生的现象。

2.3　经　验　模　型

在对病变组织进行激光作用前，应先掌握反映可控变量对目标组织形态改变规律的模型。对于人体组织这类复杂对象，可采用实验测定的方法来获取消融过程中激光参数变化与组织形态变化的关系。

1. 吹除模型与稳态模型

激光强度较低时，组织发生变性，但所占据空间区域几乎不发生变化。当激光强度较高时，激光照射到组织上将对其产生蚀刻凹陷，根据对实验结果的观察、轮廓抽取并以此进行统计分析，获得以下统计规律，即激光照射组织产生的蚀刻深度 δ 和入射辐射暴露 Φ 之间存在以下关系[2]：

$$\delta = \frac{1}{\mu_a} \ln \left(\frac{\Phi_0}{\Phi_{th}} \right) \tag{2-1}$$

式中，Φ_0 为入射辐射曝量；Φ_{th} 为辐射曝量阈值；μ_a 为表示组织光吸收特性的吸收系数。该模型称为吹除 (blow-off) 模型。

同时，蚀刻凹陷深度相对辐射曝量曲线的斜率完全取决于移除单位质量的组织所需要的固定能量密度，即

$$\delta = \frac{\Phi_0 - \Phi_{th}}{\rho h_{abl}} \tag{2-2}$$

式中，ρ 为组织密度；h_{abl} 为移除单位质量的组织所需要的固定能量密度。这些模型预测了一旦超过阈值 Φ_{th}，在蚀刻凹陷深度和入射辐射暴露之间存在线性相关性。该模型被称为稳态 (steady-state) 模型。

兼容吹除模型和稳态模型的统一模型为

$$\delta = \frac{1}{\mu_a \gamma} \ln \left(\gamma \frac{\Phi_0}{\Phi_{th}} - \gamma + 1 \right) \tag{2-3}$$

上述经验模型并非由激光与组织作用的物理机理推导而得，而是通过观察实验结果获得。在需要借助激光对病理组织产生所需的凹陷等组织进行去除操作时，可以借鉴上述模型选择合适的激光参数进行处理。

2. 神经网络拟合模型

吹除模型与稳态模型从实验科学角度，建立了激光–组织交互时产生的凹陷深度和激光参数之间的关系。然而，此类凹陷本质上是空间三维形态，而非仅涉及深度的单个维度。因此，吹除模型与稳态模型均难以解决对凹陷宽度有要求的问题。考虑到疾病治疗需要从空间三维维度去除坏死病理组织，尤其面临需要高精度激光治疗需求时，上述单维度建模的方法便难以奏效。因此，需要建立激光输入参数与组织三维结果形态输出参数之间的关系。

假定被消融组织是同质的。激光照射组织一段时间后，组织会发生性态和形态上的变化。当激光束的消融功率足够高或消融时间足够长时，组织中会出现一个空洞，空洞周围的组织会凝固。一组典型激光–组织交互实验结果如图 2-2 所示，其中，激光输入参数为消融功率 10W 和消融时长 10s[3]。图 2-2 中 I 指示的区域为正常组织，II 指示的区域为高温下凝固并失活的坏死组织。此外，当激光束的消融功率不够高或时间不够长时，照射的组织只凝固，不会形成孔洞，如图 2-1(a) 所示。

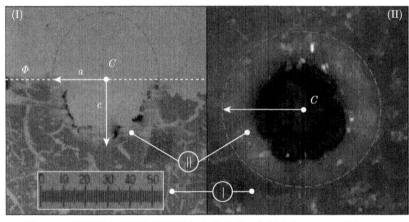

图 2-2 不同激光参数与空腔形态参数分析 (本例功率 10W，时长 10s)

激光的可调参数包括激光功率 p 和消融时长 t，二者为自变量。根据对实验结果的观察，组织受损所伴随生成的凹陷，其空间形态近似为半个旋转椭球体，该半椭球的主轴与激光入射轴共线。椭球参数包括长半轴 a 和短半轴 c。因此，a 和 c 为因变量。消融深度为消融椭圆的长半轴，消融宽度为消融椭圆的短半轴。根据消融的对称性，可以用半椭球体模拟激光消融孔，如图 2-2 所示。椭球方程为

$$\frac{x^2}{a^2} + \frac{y^2}{a^2} + \frac{z^2}{c^2} = 1 \tag{2-4}$$

激光与组织的相互作用机制是输入参数 p 和 t 与输出参数 a 和 c 的映射，即

$$[a\ c]^{\mathrm{T}} = \boldsymbol{F}(p, t) \tag{2-5}$$

式中，矩阵函数 $\boldsymbol{F}$ 可能不是显式的；上标 T 表示矩阵转置。

点 C 为消融椭球中心，平面 Φ 为组织表面。激光消融导致的组织形态结果为 $a = 2.3$mm 和 $c = 2.7$mm。采用与图 2-2 相同的方法对多组激光消融参数作用下得到的组织形态进行测量，所得实验结果数据列于表 2-1。

基于表 2-1 中的输入/输出实验数据，采用人工神经网络方法建立激光输入参数（功率 p 和时长 t）和组织状态输出参数（半长轴 c 和半短轴 a）之间的映射 $\boldsymbol{F}$。具体可采用由 10 个 sigmoid 隐神经元和 2 个线性输出神经元组成的两层前馈网络。输入/输出参数由列文伯格–马夸尔特 (Levenberg-Marquardt) 反向传播算法对网络权值进行训练。利用训练好的神经网络所表示的输入/输出参数之间的关系 $\boldsymbol{F}$，可以用期望输出的消融椭球形态反向确定激光的输入参数。

表 2-1　不同激光功率和照射时长产生的组织状态

编号	输入		输出	
	p/W	t/s	a/mm	c/mm
1	20	10	3.8	1.7
2	20	15	3.0	1.3
3	20	20	3.0	1.7
4	21	10	3.2	1.5
5	21	20	3.1	2.0
6	21	25	3.4	2.6
7	22	10	4.2	1.8
8	22	25	5.0	2.3
9	23	20	4.5	2.7
10	23	25	4.3	1.9

至此，建立了采用神经网络拟合激光–组织交互输入/输出关系的一般流程，此流程也可用于建立激光与其他组织间的类似输入/输出模型。需要指出的是，当目标组织类型不同时，激光与组织的相互作用机制也不同，比如激光与脑组织或结直肠病变组织交互时，输入参数相同，即激光功率和照射时长均相同，未必会有相同的组织状态输出结果。因此，采用小规模神经网络难以给出一个适用于人体所有类型组织和病变组织的通用模型。若要建立涵盖人体组织和病变组织的通用模型，可能途径之一是通过建立超大型神经网络，并积累浩繁种类的激光–组织交互实验结果，利用神经网络方法建立输入/输出关系模型。另一种可能的途径是，采用本节所述方法建立多个针对激光和特定组织构建的小型网络，然后，当给定期望形态和组织类型信息后，根据组织类型切换到相应的小型网络进行处理，并给出需要的激光参数。此外，由于存在多种匀病变，如低级别 (I、II) 脑胶质瘤和脑膜瘤等，因此，对于同质组织的假设是具有一定适用范围的。使用上述方法前，需核实组织是否满足匀质假设。若被消融组织为具有异质成分的病变组织时，上述神经网络拟合输入/输出关系的方法可以作为一种参考，需要修改此处模型的两输出为多输出。

2.4　生物传热模型

生物传热模型是量化分析激光加热组织所产生热场分布的基础。目前，有多种基于不同原理推导获得的生物传热模型，包括非傅里叶传热模型、傅里叶传热模型、双相滞后模型、热波模型、基于麦克斯韦方程的生物传热模型、彭尼斯生物模型、扩展的彭尼斯生物热模型、匀质彭尼斯生物热模型、异质彭尼斯生物热模型等类型。此外，除了上述分类方法外，也可分为傅里叶热传导方程和非傅里叶热传导方程、平面 2D 生物传热模型和 3D 生物传热模型以及笛卡儿坐标模型和圆柱坐标模型。这些类型的生物传热模型有各自的特点。本节将分类介绍多种生物传热模型。从生物传热模型解法区分，包含解析解、半解析解和数值解三种方法。彭尼斯生物传热模型是在研究中广泛使用的传热模型类型，根据使用条件不同可以分为基本方程和扩展方程，也可以分为异质方程和匀质方程。由于生物传热模型具体表达方式繁多，为了不偏离本书的体系结构，这里选择几种典型的模型进行阐述。

2.4.1 抛物线型和双曲线型

傅里叶方程在大多数情况下均可准确地描述物体内部热传导。彭尼斯[4] 基于傅里叶热传导理论，即

$$q(x, t) = -k\nabla T(x, t) \tag{2-6}$$

式中，$T(x, t)$ 为 x 点的温度；k 为热导率，建立了描述各向同性匀质对象的生物组织传热的模型，即

$$\rho c \frac{\partial T}{\partial t} = k\nabla^2 T + h_{\mathrm{m}} + h_{\mathrm{b}} \tag{2-7}$$

式中，h_{m} 为组织新陈代谢的速率；h_{b} 为从血液到组织的热传递速率。彭尼斯的工作有两个贡献，一是隔离了人体的单个部分以进行热分析，二是考虑了组织灌注和代谢的影响。但不足之处在于未含有外源加热项。值得注意的是，由经典生物热传导方程得到的热脉冲以无限速度传播，这与实际存在差异。

上述方程可以改写为第一类彭尼斯生物热方程或抛物线型彭尼斯生物热方程，具体表达形式如下[4]：

$$\frac{\partial T}{\partial t} = \alpha \nabla^2 T + \frac{\rho_{\mathrm{b}} \varpi_{\mathrm{b}} C_{\mathrm{b}}}{\rho_{\mathrm{t}} c_{\mathrm{t}}}(T_{\mathrm{b}} - T) + \frac{Q}{\rho_{\mathrm{t}} c_{\mathrm{t}}} \tag{2-8}$$

式中，Q 为热源项；ρ_{t}、c_{t} 为组织密度和比热；ρ_{b}、ϖ_{b}、C_{b} 分别为密度、组织单位体积灌注率和血液比热；α 为热扩散系数；T_{b} 为血液温度；T 为组织温度；下标 b 表示血液。

然而，彭尼斯方程存在一个与实际有很大差别的不足，即假定热量以无限大速度传输。因此，有必要将实际生物组织内热量传播的延迟效果整合到模型中。在这种情况下，应用有限热传播速度的概念，假定热通量和温度梯度之间存在弛豫时间 (relaxation time)$\tau_{\mathrm{q}} > 0$[5-6]，基于此设定，式 (2-6) 可写为

$$q(x, t + \tau_q) = -k\nabla T(x, t) \tag{2-9}$$

对热弛豫时间 τ_{q} 有如下说明。热弛豫时间是一种材料特性，它表示热流根据温度梯度的变化而调整或释放所需的时间[1]。均匀物质的热弛豫时间范围为 $10^{-18} \sim 10^{-14}$s，非均匀物质内部 τ_{q} 可能要大得多[7]，例如在肉制品中，τ_{q} 预计为 $20 \sim 30$s，而在加工肉制品中 τ_{q} 测量值为 16s。

进而，可得到修正的非定常热传导方程

$$q(x, t) + \tau_{\mathrm{q}} \frac{\partial q(x, t)}{\partial t} = -k\nabla T(x, t) \tag{2-10}$$

进一步，将该方程与能量守恒方程相结合，可简化为[8]

$$\rho c \left[\frac{\partial T}{\partial t} + \tau + q \frac{\partial^2 T}{\partial t^2} \right] = \nabla \cdot [k\nabla T] \tag{2-11}$$

式 (2-11) 称为双曲或单相位滞后 (single phase lag, SPL) 热传导方程。生物组织的热场受以下双曲线型生物传热方程控制[9]：

$$\rho c \left[\frac{\partial T}{\partial t} + \tau_{\mathrm{q}} \frac{\partial^2 T}{\partial t^2} \right] = \nabla \cdot [k\nabla T] + W_{\mathrm{b}} c_{\mathrm{b}}(T_{\mathrm{b}} - T) + \rho_{\mathrm{b}} c_{\mathrm{b}} W_{\mathrm{m}}(T_{\mathrm{b}} - T) + Q_{\mathrm{met}}$$

$$+ Q_{hs} - \tau_q W_b c_b \frac{\partial T}{\partial t} - \tau_q c_b \rho_b \frac{\partial \left(W_m(T_b - T)\right)}{\partial t}$$

$$+ \tau_q \frac{\partial Q_{met}}{\partial t} + \tau_q \frac{\partial Q_{hs}}{\partial t} \qquad 0 \leqslant x \leqslant L, t > 0 \tag{2-12}$$

再者，引入两个弛豫时间的生物传热模型为双相位滞后 (dual phase lag，DPL) 模型[10]，即

$$q(x, t + \tau_q) = -k\nabla T(x, t + \tau_T) \tag{2-13}$$

式中，τ_T 为温度梯度滞后时间，其泰勒展开式的一阶近似为

$$q(x, t) + \tau_q \frac{\partial q(x, t)}{\partial t} = -k\nabla \cdot \left(T(x, t) + \tau_T \frac{\partial T(x, t)}{\partial t}\right) \tag{2-14}$$

结合能量守恒定律，可得

$$\rho c \left[\frac{\partial T(x, t)}{\partial t} + \tau_q \frac{\partial^2 T(x, t)}{\partial t^2}\right] = \nabla \cdot \left[k\nabla \left(T(x, t) + \tau_T \frac{\partial T(x, t)}{\partial t}\right)\right] \tag{2-15}$$

式（2-15）即为单相位滞后热传导方程。因此，生物组织的热场受以下生物传热方程单相位滞后模型控制，即

$$\rho c \left[\frac{\partial T(x, t)}{\partial t} + \tau_q \frac{\partial^2 T(x, t)}{\partial t^2}\right] = \nabla \cdot \left[k\nabla \left(T(x, t) + \tau_T \frac{\partial T(x, t)}{\partial t}\right)\right]$$
$$+ W_b c_b (T_b - T) + \rho_b W_m c_b (T_b - T) + Q_{met} + Q_{hs}$$
$$- \tau_q W_b c_b \frac{\partial T}{\partial t} - \tau_q c_b \rho_b \frac{\partial \left(W_m(T_b - T)\right)}{\partial t} + \tau_q \frac{\partial Q_{met}}{\partial t}$$
$$+ \tau_q \frac{\partial Q_{hs}}{\partial t} \qquad 0 \leqslant x \leqslant L, t > 0 \tag{2-16}$$

式中，$T(x, t)$ 为局部组织温度；x 为空间坐标；t 为时间；$\tau_q(> 0)$ 和 $\tau_T(> 0)$ 分别为热流滞后时间和温度梯度滞后时间；L 为组织厚度；ρ、c 和 k 分别为活体生物组织的密度、比热和热导常数；ρ_b 和 c_b 分别为血液的密度和比热；T 和 T_b 分别为组织温度和血液温度；Q_{met} 和 Q_{hs} 分别为组织内的代谢性产热和外部热源产生的热量，Q_{met} 和 Q_{hs} 视为常数。

在活体组织中，血液流动会显著影响热传递。特别是，有血液流动的组织可以比没有血液流动的组织输送更多的热量。血流速度在血管网中变化很大。缓慢流过毛细血管的血液有机会与周围组织完全热平衡。模型表明，对于直径小于 100μm 的血管，血液和组织之间可以发生显著的热传递。血液进入小动脉，通过毛细血管，再通过小静脉返回需要一个时间周期。血液在循环系统中形成一个完整的循环大约需要 20s。这意味着对于远小于 1s 的时间尺度，灌注的影响都可以忽略。然而，如果人们对短激光脉冲作用几秒钟后的组织温度感兴趣，则必须考虑这种灌注影响[11]。

2.4.2　广义双相滞后方程

人体软组织大多含有血管，将组织作为多孔介质处理，分为血管区（血管）和血管外区（组织）两个区域时，各子域的温度场可以采用以下多孔模型[12]：

$$(1 - \varepsilon)\rho_t c_t \frac{\partial T_t}{\partial t} = (1 - \varepsilon)\lambda_t \nabla^2 T_t + \alpha A (T_b - T_t)$$

$$+ \omega c_{\mathrm{b}}(T_{\mathrm{b}} - T_{\mathrm{t}}) + (1 - \varepsilon)Q_{\mathrm{mt}} + (1 - \varepsilon)Q_{\mathrm{ex}} \tag{2-17}$$

和

$$\varepsilon \rho_{\mathrm{b}} c_{\mathrm{b}} \left[\frac{\partial T_{\mathrm{b}}}{\partial t} + \boldsymbol{u} \cdot \nabla T_{\mathrm{b}} \right] = \varepsilon \lambda_{\mathrm{b}} \nabla^2 T_{\mathrm{b}} + \alpha A(T_{\mathrm{t}} - T_{\mathrm{b}})$$
$$+ \omega c_{\mathrm{b}}(T_{\mathrm{t}} - T_{\mathrm{b}}) + \varepsilon Q_{\mathrm{mb}} + \varepsilon Q_{\mathrm{ex}} \tag{2-18}$$

式中，ε 表示孔隙度的比率；α 为传热系数；$\boldsymbol{u}$ 为血液流速；A 为组织和血液之间传输区域的体积；c 为比热；ρ 为密度；λ 为导热系数；T 为温度；ω 为血液灌注率；Q_{mb} 为代谢热源；Q_{ex} 为外部热源；下标 t 和 b 分别代表组织和血液。

根据闵可夫斯基（Minkowycz）假说，在达到平衡之前，血液温度经历一个由以下关系式描述的暂态过程：

$$\varepsilon \rho_{\mathrm{b}} c_{\mathrm{b}} \frac{\partial T_{\mathrm{b}}}{\partial t} = G(T_{\mathrm{t}} - T_{\mathrm{b}}) \tag{2-19}$$

式中，$G = A\alpha + \omega c_{\mathrm{b}}$，称为耦合因子。

热通量的相位滞后定义为

$$\tau_{\mathrm{q}} = \frac{\varepsilon(1 - \varepsilon)\rho_{\mathrm{t}} c_{\mathrm{t}} \rho_{\mathrm{b}} c_{\mathrm{b}}}{G C_{\mathrm{e}}} \tag{2-20}$$

同时，温度梯度的相位滞后定义为

$$\tau_{\mathrm{T}} = \frac{\varepsilon(1 - \varepsilon)\lambda_{\mathrm{t}} \rho_{\mathrm{b}} c_{\mathrm{b}}}{G \lambda_{\varepsilon}} \tag{2-21}$$

由此，可得到如下未知项仅为组织温度的广义双相滞后方程：

$$C_{\varepsilon} \left(\frac{\partial T_{\mathrm{t}}}{\partial t} + \tau_{\mathrm{q}} \frac{\partial^2 T_{\mathrm{t}}}{\partial t^2} \right) = \lambda_{\varepsilon} \nabla^2 T_{\mathrm{t}} + \lambda_{\varepsilon} \tau_{\mathrm{T}} \frac{\partial}{\partial t}(\nabla^2 T_{\mathrm{t}}) + G(T_{\mathrm{b}} - T_{\mathrm{t}}) + \varepsilon Q_{\mathrm{mb}} + (1 - \varepsilon)Q_{\mathrm{mt}}$$
$$+ Q_{\mathrm{ex}} + \frac{\tau_{\mathrm{q}} C_{\varepsilon}}{(1 - \varepsilon)\rho_{\mathrm{t}} c_{\mathrm{t}}} \left[\varepsilon \frac{\partial Q_{\mathrm{mb}}}{\partial t} + (1 - \varepsilon \frac{Q_{\mathrm{mt}}}{\partial t}) + \frac{\partial Q_{\mathrm{ex}}}{\partial t} \right] \tag{2-22}$$

方程 (2-22) 可由有限差分法给出数值解。

2.4.3 分数阶模型

分数阶热传导方程是指其空间或时间变量中含有非整数阶导数的一类扩散方程。由于在热传导方程中既存在时间变量，又存在空间变量。因此，分数阶热传导方程包含以下三类：时间变量分数阶热传导方程、空间变量分数阶热传导方程和时间–空间变量分数阶热传导方程。

1. 时间变量分数阶热传导方程[7]

依据分数阶 $\alpha(0 < \alpha < 1)$ 的偏导数理论，傅里叶方程 (2-9) 变成

$$\boldsymbol{q} + \frac{\tau^{\alpha}}{\alpha!} \frac{\partial^{\alpha} \boldsymbol{q}}{\partial t^{\alpha}} = -k\nabla T \qquad 0 < \alpha \leqslant 1 \tag{2-23}$$

其中，$\dfrac{\partial^\alpha}{\partial t^\alpha} f(y,t)$ 的表达式为

$$
\frac{\partial^\alpha}{\partial t^\alpha} f(y,t) = \begin{cases} f(y,t) - f(y,0) & \alpha \to 0 \\[2mm] I^{\alpha-1} \dfrac{\partial f(y,t)}{\partial t} & 0 < \alpha < 1 \\[2mm] \dfrac{\partial f(y,t)}{\partial t} & \alpha = 1 \end{cases} \tag{2-24}
$$

引入了表示黎曼–刘维尔 (Riemann-Liouville) 分数阶积分的符号 I^α，作为 n 次重复积分的自然推广。$I^n f(t)$ 为如下形式的卷积：

$$
\begin{cases} I^\alpha f(t) = \displaystyle\int_0^t \dfrac{(t-\zeta)^{\alpha-1}}{\Gamma(\alpha)} f(\zeta)\mathrm{d}\zeta & \alpha > 0 \\[2mm] I^0 f(t) = f(t) \end{cases} \tag{2-25}
$$

现在将下式

$$
\rho c \frac{\partial T(x,t)}{\partial t} = -\nabla \cdot \boldsymbol{q} + Q(x,t) \tag{2-26}
$$

进行分数阶 α 的时间偏导数运算，则有

$$
\rho C \frac{\partial}{\partial t} \left(\frac{\partial^\alpha T(x,t)}{\partial t^\alpha} \right) = -\nabla \cdot \left(\frac{\partial^\alpha \boldsymbol{q}}{\partial t^\alpha} \right) + \frac{\partial^\alpha Q(x,t)}{\partial t^\alpha} \qquad 0 < \alpha \leqslant 1 \tag{2-27}
$$

将式 (2-23) 乘以 $\tau_o^\alpha/\alpha!$ 并与式 (2-26) 求和，得到下式

$$
\rho C \frac{\partial}{\partial t} \left(T + \frac{\tau_0^\alpha \partial^\alpha T}{\alpha! \partial t^\alpha} \right) = -\nabla \cdot \left(\boldsymbol{q} + \frac{\tau^\alpha \partial^\alpha \boldsymbol{q}}{\alpha! \partial t^\alpha} \right) + Q + \frac{\tau^\alpha \partial^\alpha Q}{\alpha! \partial t^\alpha} \qquad 0 < \alpha \leqslant 1 \tag{2-28}
$$

代入式 (2-23) 的右边，得到

$$
\rho C \frac{\partial}{\partial t} \left(T + \frac{\tau_0^\alpha \partial^\alpha T}{\alpha! \partial t^\alpha} \right) = k\nabla^2 T + \left(Q + \frac{\tau^\alpha \partial^\alpha Q}{\alpha! \partial t^\alpha} \right) \qquad 0 < \alpha \leqslant 1 \tag{2-29}
$$

至此，得到式 (2-29)，即为参数 $\alpha(0 < \alpha \leqslant 1)$ 的分数阶生物传热方程，其中包括弛豫时间 τ。

当 $\tau = 0$ 时，式 (2-29) 变换为

$$
\rho C \frac{\partial T}{\partial t} = -k\nabla^2 T + Q \tag{2-30}
$$

当 $\alpha = 1$ 时，式 (2-29) 简化为双曲型彭尼斯生物热方程

$$
\rho C \left(\frac{\partial T(x,t)}{\partial t} + \tau + \frac{\partial^2 T(x,t)}{\partial t^2} \right) = -k\nabla^2 T(x,t) + Q(x,t) + \tau \frac{\partial Q(x,t)}{\partial t} \tag{2-31}
$$

进一步，利用拉普拉斯变换 (Laplace transform) 技术，可以得到闭式解。至此，利用分数阶微积分推导出分数阶生物传热模型。

2. 空间变量分数阶热传导方程

双曲空间–分数阶生物传热方程[13] 为

$$\rho c\tau\frac{\partial^2 T}{\partial t^2} + \left(\rho c + \omega_b c_b\tau - \frac{Q_{mo}}{10}\right)\frac{\partial T}{\partial t} + \left(\omega_b c_b - \frac{Q_{mo}}{10}\right)T$$
$$= k\frac{\partial^p T}{\partial r^p} + \omega_b c_b T_b + Q_{mo}\left(1 - \frac{T_o}{10}\right) + Q_e \tag{2-32}$$

式中，T_b 为血液温度，$1 < p = 2\alpha \leqslant 2$，代谢产热 $Q_m = Q_{mo}(1 - T_o/10)$，外部热源 Q_e (激光，电磁或超声等加热方式)。

3. 时间–空间变量分数阶热传导方程

一种具有更一般形式的分数阶生物热传输模型，即空间–时间分数阶彭尼斯生物热传输模型 [14]，即用阶 $\alpha \in (0,1]$ 的卡普托 (Caputo) 分数阶导数代替一阶时间导数，用阶 $\beta \in (1,2]$ 的里兹·费勒 (Riesz-Feller) 分数阶导数代替二阶空间导数，则有

$$\rho C\frac{\partial^\beta T(r,t)}{\partial t^\beta} = K_t\frac{\partial^\alpha T(r,t)}{\partial t^\alpha} + Q_m + Q_b + Q_e \quad 0 < \beta \leqslant 1 < \alpha \leqslant 2 \tag{2-33}$$

式中，$T(r,t)$ 为局部组织温度；r 为空间坐标；t 为时间；ρ 为密度；C 为比热；K_t 为组织的热导率；Q_m 为代谢性产热，是局部组织温度的函数；Q_b 为血液循环产生的热源；Q_e 为外部热源，即激光电磁或超声等加热方式。

当 $\alpha = 2$，$\beta = 1$ 时，式 (2-33) 为标准生物热传输方程。

2.4.4 基于麦克斯韦方程的生物传热模型

假设线性和非线性折射率的变化很小，麦克斯韦方程组就会得到以下形式的非线性薛定谔方程

$$2ik_0\frac{\partial \boldsymbol{E}(x,y,z)}{\partial z} + \Delta_\perp \boldsymbol{E}(x,y,z) + \frac{\omega_0^2}{c^2}\left(n(x,y,z)^2 - n_b(x,y,z)^2\right)\boldsymbol{E}(x,y,z)$$
$$+ 2\frac{\omega_0^2}{c^2}n_b n_2|\boldsymbol{E}|^2\boldsymbol{E}(x,y,z) = 0 \tag{2-34}$$

背景折射率取与温度有关的线性折射率的最小值。线性折射率由下式定义

$$n(x,y,z) = n_0 + \frac{\partial n}{\partial T}\Delta T \tag{2-35}$$

式中，$n(x,y,z)$ 为随着温度变化而变化的线性折射率。

考虑到生物组织的耗散特性，在具有克尔 (Kerr) 非线性的弱导光波导中基于麦克斯韦方程组的缓变包络近似 (slowly varying envelope approximation，SVEA) 场包络传播[15] 方程为

$$2ik_0\frac{\partial}{\partial z}\boldsymbol{E}(x,y,z) + \Delta_\perp \boldsymbol{E}(x,y,z) + \frac{\omega_0^2}{c^2}\left(\varepsilon^{(1)}\boldsymbol{E}(x,y,z)\right)$$

$$-k_0^2 \boldsymbol{E}(x,y,z) + 2k_0 \frac{\omega_0}{c} n_2 |\boldsymbol{E}|^2 \boldsymbol{E}(x,y,z) = 0 \tag{2-36}$$

式中，$\boldsymbol{E}(x,y,z)$ 为复杂缓慢变化的电场包络；k_0 为沿 z 方向传播的平面波的波数；n_2 为用来定义非线性分布的克尔系数。

激光的强度分布是由归一化光场的平方给出的

$$I(x,y,z) = |\boldsymbol{E}(x,y,z)|^2 \tag{2-37}$$

温度分布可以通过求解如下激光热源的生物热扩散方程来确定，即

$$\frac{\partial(\rho c T(x,y,z,t))}{\partial t} = \nabla\left(k\nabla T(x,y,z,t) + S(x,y,z,t) - \rho_{\mathrm{b}} c_{\mathrm{b}} \omega_{\mathrm{b}} (T(x,y,z,t) - T_{\mathrm{b}})\right) \tag{2-38}$$

温度依赖位置的热源 $S(x,y,z,t)$ 定义为瞬时吸收系数 $\mu_{\mathrm{a}}(x,y,z,t)$ 和激光强度 $I(x,y,z)$ 之积

$$S(x,y,z,t) = \mu_{\mathrm{a}}(x,y,z,t) I(x,y,z) \tag{2-39}$$

假设线性折射率是温度的函数，则吸收系数 $\mu_{\mathrm{a}}(x,y,z,t)$ 的瞬态为

$$\mu_{\mathrm{a}}(x,y,z,t) = \mu_0 + \frac{\partial \mu_{\mathrm{a}}}{\partial T} \Delta T \tag{2-40}$$

诱导拉伸应力在生物组织中的传播用如下广义光声方程来描述：

$$\left(\nabla^2 - \frac{1}{v_{\mathrm{s}}^2} \frac{\partial^2}{\partial t^2}\right) P(x,y,z,t) = -\frac{\beta}{\kappa v_{\mathrm{s}}^2} \frac{\partial^2 T(x,y,z,t)}{\partial t^2} \tag{2-41}$$

式中，$P(x,y,z,t)$ 为时刻 t 位置 (x,y,z) 处的声压；κ 为等温压缩系数；v_{s} 为声速；β 为体积膨胀热系数；T 为温升。这个方程的左边描述波的传播，右边表示源项。由于源项与温升的二次导数有关，因此，定常温升不会产生压力。

通过上述基于麦克斯韦方程的激光–组织相互作用模型，可以预测激光照射生物组织过程中温度上升的时空动态变化。与传统的模型不同，本模型基于电磁理论，利用麦克斯韦方程建模，在建模过程中考虑了波的干涉、极化和传播中的非线性等特点。

2.4.5　热波模型

如前所述，均匀物质热弛豫时间 τ_{q} 的范围为 $10^{-18} \sim 10^{-14}\mathrm{s}$，而在非均匀物质内部，热弛豫时间 τ_{q} 要大得多，如加工肉制品中 τ_{q} 测量值为 16s。对于前者，大多数加热过程都比这个时间尺度长得多，利用傅里叶定律可以有效地处理这些材料的热传导。在热作用时间类似后者的加热过程中，热波模型提供了与彭尼斯存在较大差异的热场演化过程。通过引入多模能量耦合的概念，活体组织中类波传热行为可由如下方程描述[16]：

$$\nabla \cdot [k\nabla T(r,t)] + \tau(-\omega_{\mathrm{b}} c_{\mathrm{b}} \partial T/\partial t + \partial Q_{\mathrm{m}}/\partial t + \partial Q_{\mathrm{r}}/\partial t) + \omega_{\mathrm{b}} c_{\mathrm{b}}(T_{\mathrm{b}} - T) + Q_{\mathrm{m}} + Q_{\mathrm{r}}$$
$$= \rho c \left[\tau(\partial^2 T(r,t)/\partial t^2) + \partial T(r,t)/\partial t\right] \tag{2-42}$$

式中，各参数含义同前述。当 $\tau = 0$ 时，上述热波模型退化为基于傅里叶定律的彭尼斯热传播方程。该热波模型的一维简化模型为

$$\rho c_\tau \frac{\partial^2 \theta}{\partial t^2} + (\tau \omega_b c_b + \rho c) \frac{\partial \theta}{\partial t} + \omega_b c_b \theta - k \frac{\partial^2 \theta}{\partial x^2} = Q_r \tag{2-43}$$

当加热的时间与组织的热特性时间相当时，可以发现组织对加热所产生的温度响应具有明显的波动性质[17]。

2.4.6 C-H 生物传热模型

为了获得血管系统的结构和功能与组织的热导率、比热和血液灌注率之间的关系，使用一种称为 C-H 生物传热模型的方程[18-20]，基于微血管系统对传热贡献的公式来预测活体组织温度，其方程如下：

$$\rho c_p \frac{\partial T}{\partial t} = \nabla \cdot (k + k_p) \nabla T + q_p + q_m - W_{c_b}(T - T_a) - \rho_b c_b u \cdot \nabla T \tag{2-44}$$

式中，k_p 称为灌注传导率，是血液灌注率的函数；T_a 为初始温度；其余各项参数的含义同上。

该方程与彭尼斯方程相比，增加了两项，即 $\rho_b c_b u \cdot \nabla T$ 和 $\nabla \cdot (k_p) \nabla T$。前一项是对流换热项，它解释了血管和组织之间的热相互作用。后一项表示组织中由于血液灌注而增强的组织传导热传递。相对而言，该模型比彭尼斯模型有更准确的物理基础。然而，它需要了解血管解剖和血流模式的细节来支撑这种准确性，即准确性提高是以复杂性增加为代价的。

2.4.7 激光加热下的彭尼斯生物传热模型

激光加热条件下的生物传热模型[21]如下：

$$\rho c_p \frac{\partial T}{\partial t} - \nabla \cdot (k(T, \mathbf{x}) \nabla T) + \omega(T, \mathbf{x}) c_b (T - T_a) = Q_{laser}(\mathbf{x}, t) \tag{2-45}$$

其中

$$Q_{laser}(\mathbf{x}, t) = 3P(t) \mu_a \mu_{tr} \frac{\exp(-\mu_{eff} \|\mathbf{x} - \mathbf{x}_0\|)}{4\pi \|\mathbf{x} - \mathbf{x}_0\|} \tag{2-46}$$

其中

$$\mu_{tr} = \mu_a + \mu_s(1 - g), \qquad \mu_{eff} = \sqrt{3\mu_a \mu_{tr}} \tag{2-47}$$

$$-k(u, \mathbf{x}) \bigtriangledown T \cdot \boldsymbol{n} = \mathcal{G} \tag{2-48}$$

$$-k(u, \mathbf{x}) \nabla T \cdot \boldsymbol{n} = h(T - T_\infty) \tag{2-49}$$

以初始温度场 $T(\mathbf{x}, 0) = T^0$ 作为测量的基线体温。连续体的密度为 ρ，血液比热为 $c_b [\text{J}(\text{kg} \cdot \text{K})^{-1}]$。在柯西边界 (Cauchy boundary)$\partial \Omega_C$ 上，h 为冷却系数，u_∞ 为环境温度。在纽曼边界 (Neumann boundary)$\partial \Omega_N$ 上，$\mathcal{G}$ 为预设的热流。激光光源 $Q_{laser}(\mathbf{x}, t)$ 的光热响应为光在激光辐照组织内传输方程的经典球对称各向同性解。$P(t)$ 为激光功率与时间的

函数，μ_a 和 μ_s 为与激光波长有关的系数，分别表示吸收系数和散射的概率。各向异性因子记为 g，$\mathbf{x}_0$ 表示激光光源的位置。采用非线性温度关系对热导率的标量系数进行建模：

$$k(T,\mathbf{x}) = k_0(\mathbf{x}) + k_1 \arctan(k_2(T - k_3)) \tag{2-50}$$

式中，$k_0(\mathbf{x})$ 的单位为 $\mathrm{J(s \cdot m \cdot K)^{-1}}$；$k_1$ 的单位为 $\mathrm{J(s \cdot m \cdot K)^{-1}}$；$k_2$ 的单位为 $\mathrm{1/K}$；k_3 的单位为 K。

依赖于温度的非线性灌注模型为

$$\omega(T,\mathbf{x}) = \omega_0(\mathbf{x}) + \frac{\omega_N + \omega_D}{2} + \frac{2}{\pi} \left[\begin{array}{l} \dfrac{\omega_I - \omega_N}{2} \arctan(\omega_2(T - \omega_{NI})) \\ -\dfrac{\omega_I - \omega_D}{2} \arctan(\omega_2(T - \omega_{ID})) \end{array} \right] \tag{2-51}$$

式中，ω_0、ω_N、ω_I、ω_D 的单位为 $\mathrm{kg/(s \cdot m^3)}$；$\omega_2$ 的单位为 $\mathrm{1/K}$；ω_{NI}、ω_{ID} 的单位为 K，$\omega_{ID} \in \mathbb{R}$。

2.4.8 激光热源热流模型

在激光照射组织产生交互作用时，激光的光强和所产生的热流对热场分布起着决定性影响。因此，在阐述生物热传导模型前，需要对激光能量输出方式给出数学表达。数值方法大多采用朗伯 (Lambert) 定律或扩散近似来模拟生物传热方程中的激光源项。散射效应对于前者难以纳入，而后者对以散射为主的介质采用近似处理的方法也有局限，这种近似处理方式在短脉冲激光照射实际非均匀介质组织时，会导致辐射通量分布出现明显误差。这种偏差的根源在于光在大部分区域发生明显的散射，而在目标光斑处产生强烈的局部吸收。因此，可以采用光以完全传输方式通过组织介质的假定，分析短脉冲激光照射下生物热在组织中的传输问题[1]。

通过求解瞬态辐射输运方程，可以得到光在组织介质中由散射引起的组织介质内部强度分布表达式：

$$\frac{1}{c} \frac{\partial I(r,z,\Omega,t)}{\partial t} + \frac{\mu}{r} \frac{\partial}{\partial r}[rI] - \frac{1}{r} \frac{\partial}{\partial \phi}[\eta I] + \xi \frac{\partial I}{\partial z} + k_e I$$
$$= \frac{k_s}{4\pi} \int_{4\pi} \Phi(\Omega',\Omega) I(r,z,\Omega',t) \mathrm{d}\Omega + S(r,z,\Omega,t) \tag{2-52}$$

式中，I 为散射扩散强度；k_e 和 k_s 分别为消光系数和散射系数；ϕ 为方位角；Φ 为相位函数；Ω 为立体角；c 为介质中的光速；r 和 z 为空间坐标；μ、η、ξ 为方向余弦；t 为时间；S 为激光源项。

为了计算激光源项，假设激光束为具有如下表达式的时空域高斯分布：

$$S(r,z,\Omega,t) = \frac{k_s}{4\pi} I_c(\mu^c \mu + \eta^c \eta + \xi^c \xi) \tag{2-53}$$

式中，单位向量 (μ^c, η^c, ξ^c) 代表准直激光入射方向。

准直激光强度 I_c 由下式确定：

$$I_c(r,z,t) = L_0 \exp\{-4\ln 2 \times [(t - z/c)/t_p - 1.5]^2\} \times \exp(-2r^2/\sigma(z)^2) \exp(-k_e z) \tag{2-54}$$

式中，L_0 为激光束在样品表面的最大强度；t_p 为激光脉冲宽度；$z = f_D$ 为随 z 变化的光束半径，其峰值强度下降到 $z = f_D$ 值。

对于会聚激光，当聚焦深度 $z = f_D$ 时，式 (2-54) 中随 z 变化的标准差 $\sigma(z)$ 为

$$\begin{cases} \sigma(z) = \sigma(0)\left(\dfrac{-(R_0-R_D)}{R_0}\dfrac{z}{f_D}+1\right) & 0 \leqslant z \leqslant f_D \\ \sigma(z) = \sigma(0)\left(\dfrac{-(R_0-R_D)}{R_0}\dfrac{z}{f_D}-\dfrac{-(R_0-2R_D)}{R_0}\right) & z > f_D \end{cases} \tag{2-55}$$

式中，$\sigma(0)$ 为样品表面径向强度分布的标准差；R_0 为样品表面上的光束半径；R_D 为光束在焦平面上的半径。

在结合上述短脉冲激光光源的准直光束和聚焦光束的强度分布公式、彭尼斯能量方程和热传导模型的基础上，通过数值求解计算组织的温度分布。

2.5　生物传热模型解法

对以上获得的生物传热模型及各种简化模型，可以通过解析解法、半解析解法和数值解法给出初始条件下的热场分布。由于涉及的求解方法，尤其是数值解法种类繁多，限于篇幅，本书仅介绍一些典型求解方法。

2.5.1　解析解法

生物传热模型由偏微分方程描述，此类模型一般不存在普适性的解析解，只有当满足特定假设条件时，生物传热方程才可能得到解析解。同时，解析解的形式随着生物传热模型形式的不同而存在差异。以下给出两种具有解析解的生物传热模型，即分数阶传热模型和双温度双相滞后生物热传递模型的热场分布解析表达式。

1. 分数阶传热模型

对于时间分数阶热传导方程 (2-23)，其解析解[22] 为

$$\begin{aligned} \theta(\zeta,\eta) = {} & \phi\exp(-|\zeta|) \\ & - \phi\sum_{m=0}^{\infty}(-1)^m\frac{\eta^{\alpha m}}{m!}\int_{-\infty}^{\infty}\exp(-|\zeta|)\frac{1}{2\eta^{\alpha/2}}H_{2,3}^{2,1}\left[\frac{|\zeta-\tau|}{\eta^{\alpha/2}}\Big|_{(0,\frac{1}{2}),(\frac{1}{2},\frac{1}{2}),(\frac{1}{2},\frac{1}{2})}^{(\frac{1}{2}-m,\frac{1}{2}),(1-\frac{\alpha}{2},\frac{\alpha}{2})}\right]\mathrm{d}\tau \end{aligned} \tag{2-56}$$

对于空间分数阶热传导方程 (2-32)，其解析解[22] 为

$$\begin{aligned} \theta(\omega,\eta) = {} & \frac{1}{2\pi}\int_{-\infty}^{\infty}f(\zeta)\exp(-|\zeta|^{\frac{\beta}{2}}) \\ & - E_{1,1}(-\eta)\frac{1}{2\pi}\int_{-\infty}^{\infty}f(\zeta)\exp(-|\zeta|^{\frac{\beta}{2}})\frac{1}{\beta|\zeta|}H_{3,3}^{2,1}\left[\frac{|\zeta-\tau|}{(\eta^{1/\beta})}\Big|_{(1,1/\beta),(1,1),(1,\frac{1}{2})}^{(1,\frac{1}{\beta})(1,\frac{1}{\beta}),(1,\frac{1}{2})}\right]\mathrm{d}\tau \end{aligned} \tag{2-57}$$

对于热波型热传导方程 (2-43)，其一维瞬时恒定表面温度加热引起的组织内瞬态温度

解析解[17] 为

$$\theta(x,t) = \frac{Q_{\mathrm{r}}}{W_{\mathrm{b}}C_{\mathrm{b}}} + \frac{\left(\theta_0 - \dfrac{Q_{\mathrm{r}}}{W_{\mathrm{b}}C_{\mathrm{b}}}\right) \mathrm{ch}\left[\sqrt{\dfrac{W_{\mathrm{b}}C_{\mathrm{b}}}{K}}(x-L)\right]}{\mathrm{ch}\left(\sqrt{\dfrac{W_{\mathrm{b}}C_{\mathrm{b}}}{K}}L\right)} + \theta_1(x,t) \tag{2-58}$$

其中

$$\theta_1(x,t) = \mathrm{e}^{-(\alpha'/2)t} \times
\begin{cases}
\displaystyle\sum_{n=1}^{\infty}\left(A_n\cos\omega_n t + B_n\sin\omega_n t\right)\cdot\sin\dfrac{\left(n-\dfrac12\right)\pi}{L}x \\[4mm]
\quad\left|1 - \dfrac{\tau W_{\mathrm{b}}C_{\mathrm{b}}}{\rho C}\right| < \dfrac{(2n-1)\pi\sqrt{\alpha\tau}}{L} \\[6mm]
\displaystyle\sum_{n=1}^{\infty}\left[C_n\exp\left(\gamma_n t\right) + D_n\exp\left(-\gamma_n t\right)\right]\cdot\sin\dfrac{\left(n-\dfrac12\right)\pi}{L}x \\[4mm]
\quad\left|1 - \dfrac{\tau W_{\mathrm{b}}C_{\mathrm{b}}}{\rho C}\right| > \dfrac{(2n-1)\pi\sqrt{\alpha\tau}}{L}
\end{cases}
\tag{2-59}$$

以及

$$A_n = -\frac{4Q_{\mathrm{r}}}{W_{\mathrm{b}}C_{\mathrm{b}}(2n-1)\pi} - \frac{(2n-1)\left(\theta_0 - \dfrac{Q_{\mathrm{r}}}{W_{\mathrm{b}}C_{\mathrm{b}}}\right)\pi}{\dfrac{W_{\mathrm{b}}C_{\mathrm{b}}}{K}L^2 + \left(\dfrac{2n-1}{2}\pi\right)^2} \tag{2-60}$$

$$B_n = \frac{\dfrac{1}{\tau}\left(1 + \dfrac{\tau W_{\mathrm{b}}C_{\mathrm{b}}}{\rho C}\right)}{2\omega_n}A_n \quad n = 1,2,\cdots \tag{2-61}$$

$$C_n = \frac{(\alpha' + 2\gamma_n)}{4\gamma_n}A_n \quad n = 1,2,\cdots \tag{2-62}$$

$$D_n = \frac{(-\alpha' + 2\gamma_n)}{4\gamma_n}A_n \quad n = 1,2,\cdots \tag{2-63}$$

进一步，在相同的边界条件和初始条件下，彭尼斯方程的解为

$$\theta(x,t) = \frac{Q_{\mathrm{r}}}{W_{\mathrm{b}}C_{\mathrm{b}}} + \frac{\left(\theta_0 - \dfrac{Q_{\mathrm{r}}}{W_{\mathrm{b}}C_{\mathrm{b}}}\right)\mathrm{ch}\left[\sqrt{\dfrac{W_{\mathrm{b}}C_{\mathrm{b}}}{K}}(x-L)\right]}{\mathrm{ch}\left(\sqrt{\dfrac{W_{\mathrm{b}}C_{\mathrm{b}}}{K}}L\right)}$$

$$+ \sum_{n=1}^{\infty}A_n\exp\left\{-\alpha\left[\frac{(2n-1)^2}{4L^2}\pi^2 + \frac{W_{\mathrm{b}}C_{\mathrm{b}}}{K}\right]t\right\}\cdot\sin\frac{\left(n-\dfrac12\right)\pi}{L}x \tag{2-64}$$

通过仿真对比可知[17]，在热作用发生得非常快的过程中，热波模型和彭尼斯模型在预测结果上存在差异。

2. 双温度双相滞后生物热传递模型

针对皮肤组织的双温度双相滞后 (two-temperature dual-phase-lag，TTDPL) 生物传热模型[23]，选择以下动态温度增量函数表达式:

$$\theta = T_{\mathrm{D}} - T_{\mathrm{b}} \tag{2-65}$$

和热传导温度增量函数表达式:

$$\varphi = T_{\mathrm{C}} - T_{\mathrm{b}} \tag{2-66}$$

则有如下传热方程式:

$$
\begin{aligned}
K\left(1 + \tau_{\mathrm{T}}\frac{\partial}{\partial t}\right)\nabla^2\varphi = {} & \rho C\left(1 + \tau_{\mathrm{q}}\frac{\partial}{\partial t}\right)\frac{\partial\theta}{\partial t} \\
& + w_{\mathrm{b}}C_{\mathrm{b}}\rho_{\mathrm{b}}\left(1 + \tau_{\mathrm{q}}\frac{\partial}{\partial t}\right)\theta - \left(1 + \tau_{\mathrm{q}}\frac{\partial}{\partial t}\right)(Q_{\mathrm{met}} + Q_{\mathrm{ext}})
\end{aligned}
\tag{2-67}
$$

以及

$$\theta = \varphi - \beta\,\nabla^2\varphi \tag{2-68}$$

对于介质初始为静止状态，且没有外部热源，即 $Q_{\mathrm{ext}} = 0$，同时，Q_{met} 为常数的情况下，则传热方程有如下形式:

$$
\begin{aligned}
& \left[\beta\rho C\tau_{\mathrm{q}}\frac{\partial^2}{\partial t^2} + (K\tau_{\mathrm{T}} + \beta\rho C + \beta\tau_{\mathrm{q}}w_{\mathrm{b}}C_{\mathrm{b}}\rho_{\mathrm{b}})\frac{\partial}{\partial t} + (\beta w_{\mathrm{b}}C_{\mathrm{b}}\rho_{\mathrm{b}} + K)\right]\frac{\partial^2\varphi}{\partial x^2} \\
& = \left(\tau_{\mathrm{q}}\rho C\frac{\partial^2}{\partial t^2} + (\rho C + \tau_{\mathrm{q}}w_{\mathrm{b}}C_{\mathrm{b}}\rho_{\mathrm{b}})\frac{\partial}{\partial t} + w_{\mathrm{b}}C_{\mathrm{b}}\rho_{\mathrm{b}}\right)\varphi - Q_{\mathrm{met}}
\end{aligned}
\tag{2-69}
$$

以及

$$\theta = \varphi - \beta\frac{\partial^2\varphi}{\partial x^2} \tag{2-70}$$

非齐次偏微分方程 (2-69) 和 (2-70) 可以用稳态部分和瞬态部分之和的形式表示为

$$\varphi(x, t) = \phi_1(x, t) + \phi_2(x) \tag{2-71}$$

其中，瞬态部分为

$$
\begin{aligned}
& \left[\beta\rho C\tau_{\mathrm{q}}\frac{\partial^2}{\partial t^2} + (K\tau_{\mathrm{T}} + \beta\rho C + \beta\tau_{\mathrm{q}}w_{\mathrm{b}}C_{\mathrm{b}}\rho_{\mathrm{b}})\frac{\partial}{\partial t} + (\beta w_{\mathrm{b}}C_{\mathrm{b}}\rho_{\mathrm{b}} + K)\right]\frac{\partial^2\varphi_1(x, t)}{\partial x^2} \\
& - \left(\tau_{\mathrm{q}}\rho C\frac{\partial^2}{\partial t^2} + (\rho C + \tau_{\mathrm{q}}w_{\mathrm{b}}C_{\mathrm{b}}\rho_{\mathrm{b}})\frac{\partial}{\partial t} + w_{\mathrm{b}}C_{\mathrm{b}}\rho_{\mathrm{b}}\right)\varphi_1(x, t) = 0
\end{aligned}
\tag{2-72}
$$

稳态部分为

$$\left(\frac{\mathrm{d}^2}{\mathrm{d}x^2} - \lambda^2\right)\phi_2(x) = -\gamma\psi \tag{2-73}$$

其中，$\psi = Q_{\mathrm{met}}$，以及

$$
\begin{cases}
\lambda^2 = \dfrac{w_{\mathrm{b}}C_{\mathrm{b}}\rho_{\mathrm{b}}}{(\beta w_{\mathrm{b}}C_{\mathrm{b}}\rho_{\mathrm{b}} + K)} > 0 \\[3mm]
\gamma = \dfrac{1}{(\beta w_{\mathrm{b}}C_{\mathrm{b}}\rho_{\mathrm{b}} + K)} > 0
\end{cases}
\tag{2-74}
$$

将函数 $\phi_1(x,t)$ 进行傅里叶级数展开，可得

$$\phi_1(x,t) = \sum_{n=0}^{\infty} \vartheta_n(t) \cos\left(\frac{n\pi}{L}x\right) \tag{2-75}$$

其中

$$\vartheta_n(t) = a_n f_1(k_{1n},t) + b_n f_2(k_{2n},t) \quad n=0,1,2,\cdots \tag{2-76}$$

对于 $\phi_2(x)$，采用下面的方法推导。将式 (2-71) 代入式 (2-69) 可以得到如下方程：

$$\left[\beta\rho C\tau_{\mathrm{q}}\frac{\partial^2}{\partial t^2}\frac{\partial^2\phi_1}{\partial x^2} + (K\tau_{\mathrm{T}} + \beta\rho C + \beta\tau_{\mathrm{q}}w_{\mathrm{b}}C_{\mathrm{b}}\rho_{\mathrm{b}})\frac{\partial}{\partial t}\frac{\partial^2\phi_1}{\partial x^2} + (\beta w_{\mathrm{b}}C_{\mathrm{b}}\rho_{\mathrm{b}} + K)\frac{\partial^2\phi_1}{\partial x^2}\right]$$
$$= (\beta w_{\mathrm{b}}C_{\mathrm{b}}\rho_{\mathrm{b}} + K)\frac{\mathrm{d}^2\phi_2}{\mathrm{d}x^2} + \left(\tau_{\mathrm{q}}\rho C\frac{\partial^2\phi_1}{\partial t^2} + (\rho C + \tau_{\mathrm{q}}w_{\mathrm{b}}C_{\mathrm{b}}\rho_{\mathrm{b}})\frac{\partial\phi_1}{\partial t} + w_{\mathrm{b}}C_{\mathrm{b}}\rho_{\mathrm{b}}\phi_1\right)$$
$$+ w_{\mathrm{b}}C_{\mathrm{b}}\rho_{\mathrm{b}}\phi_2 - \psi \tag{2-77}$$

上述方程可以分为两个微分方程，一个是两个变量 x 和 t 的偏微分方程，另一个是一个变量 x 的常微分方程，即

$$\left[\beta\rho C\tau_{\mathrm{q}}\frac{\partial^2}{\partial t^2}\frac{\partial^2\phi_1}{\partial x^2} + (K\tau_{\mathrm{T}} + \beta\rho C + \beta\tau_{\mathrm{q}}w_{\mathrm{b}}C_{\mathrm{b}}\rho_{\mathrm{b}})\frac{\partial}{\partial t}\frac{\partial^2\phi_1}{\partial x^2} + (\beta w_{\mathrm{b}}C_{\mathrm{b}}\rho_{\mathrm{b}} + K)\frac{\partial^2\phi_1}{\partial x^2}\right]$$
$$= \left(\tau_{\mathrm{q}}\rho C\frac{\partial^2\phi_1}{\partial t^2} + (\rho C + \tau_{\mathrm{q}}w_{\mathrm{b}}C_{\mathrm{b}}\rho_{\mathrm{b}})\frac{\partial\phi_1}{\partial t} + w_{\mathrm{b}}C_{\mathrm{b}}\rho_{\mathrm{b}}\phi_1\right) \tag{2-78}$$

和

$$(\beta w_{\mathrm{b}}C_{\mathrm{b}}\rho_{\mathrm{b}} + K)\frac{\mathrm{d}^2\phi_2}{\mathrm{d}x^2} = w_{\mathrm{b}}C_{\mathrm{b}}\rho_{\mathrm{b}}\phi_2 - \psi \tag{2-79}$$

解上述两个方程，可得

$$\phi_2(x) = \frac{q_0\cosh\lambda(L-x)}{K\lambda\sinh\lambda L} + \frac{\gamma}{\lambda^2}\psi \tag{2-80}$$

进一步，将 $\phi_1(x,t)$ 和 $\phi_2(x)$ 先代入式 (2-71)，可得双温度双相滞后生物热传递模型下的热传导温度增量 $\varphi(x,t)$ 的最终解，即

$$\varphi(x,t) = +\frac{q_0}{KL}\sum_{n=1}^{\infty}\left[\mathrm{e}^{(k_{1n}t)}\cos\left(\frac{\sqrt{-\Delta_n}}{2}t\right) + \frac{2k_{1n}}{\sqrt{-\Delta_n}}\mathrm{e}^{(k_{2n}t)}\sin\left(\frac{\sqrt{-\Delta_n}}{2}t\right)\right]\frac{\cos(\omega_n x)}{(\lambda^2+\omega_n^2)}$$
$$+ \frac{q_0}{KL}\sum_{n=1}^{\infty}\frac{1}{(\lambda^2+\omega_n^2)}\cos(\omega_n x) - \left(\frac{q_0}{2LK\lambda^2} + \frac{\gamma\psi}{2\lambda^2}\right)\mathrm{e}^{\frac{-t}{\tau_{\mathrm{q}}}}\cos\left(\frac{\sqrt{-\Delta_0}}{2}t\right)$$
$$+ \frac{q_0}{2LK\lambda^2} + \frac{\psi}{2} - \left(\frac{1}{\tau_{\mathrm{q}}-1}\right)\left(\frac{q_0}{LK\lambda^2} + \frac{\gamma\psi}{\lambda^2}\right)\mathrm{e}^{-t}\sin\left(\frac{\sqrt{-\Delta_0}}{2}t\right) \tag{2-81}$$

进一步，将式 (2-70) 代入式 (2-81)，得到这种情况下的动态温度增量 $\theta(x,t)$ 为

$$\theta(x,t) = \frac{q_0}{KL}\sum_{n=1}^{\infty}\frac{(1+\omega_n^2\beta)}{(\lambda^2+\omega_n^2)}\cos(\omega_n x) - \left(\frac{q_0}{2LK\lambda^2} + \frac{\gamma\psi}{2\lambda^2}\right)\mathrm{e}^{\frac{-t}{\tau_{\mathrm{q}}}}\cos\left(\frac{\sqrt{-\Delta_0}}{2}t\right) + \frac{\psi}{2}$$

$$+ \frac{q_0}{2LK\lambda^2} + \frac{q_0}{KL} \sum_{n=1}^{\infty} \left[\mathrm{e}^{(k_{1n}t)} \cos\left(\frac{\sqrt{-\Delta_n}}{2}t\right) + \frac{2k_{1n}}{\sqrt{-\Delta_n}} \mathrm{e}^{(k_{2n}t)} \sin\left(\frac{\sqrt{-\Delta_n}}{2}t\right) \right]$$

$$+ \frac{(1+\omega_n^2\beta)\cos(\omega_n x)}{(\lambda^2+\omega_n^2)} - \left(\frac{1}{\tau_q-1}\right)\left(\frac{q_0}{LK\lambda^2}+\frac{\gamma\psi}{\lambda^2}\right)\mathrm{e}^{-t}\sin\left(\frac{\sqrt{-\Delta_0}}{2}t\right) \quad (2\text{-}82)$$

2.5.2 半解析解法

对于激光照射下有限均匀各向同性纯吸收板状组织的任意时间点的温度分布，其在笛卡儿坐标系下的线性生物热方程[24] 为

$$\frac{1}{\alpha}\frac{\partial T(x,y,z,t)}{\partial t} = \left(\frac{\partial^2 T(x,y,z,t)}{\partial x^2} + \frac{\partial^2 T(x,y,z,t)}{\partial y^2} + \frac{\partial^2 T(x,y,z,t)}{\partial z^2}\right) + \frac{g(x,y,z,t)}{k} \quad (2\text{-}83)$$

式中，$T(x,y,z,t)$ 为温度在空间和时间上的分布；$g(x,y,z,t)$ 为对应激光辐射吸收的热源项；α 为热扩散系数；k 为热传导常数。

上述公式可以使用积分变换技术或格林函数方法求解。假设热源项 $g(x,y,z,t)$ 在激光照射过程中是恒定的 (连续波照射或矩形激光脉冲)。辐射时间为 t_p，则上述公式对时间积分可得到一般分析解为

$$T(x,y,z,t) = T_0 + \frac{1}{k}\sum_{p=1}^{\infty}\{H_a(z,\eta_p)$$
$$+ \sum_{n=0}^{\infty}\sum_{m=0}^{\infty} H_t(t,\beta_m,\gamma_n,\eta_p)\cdot H_{xyz}(x,y,z,\beta_m,\gamma_n,\eta_p)\} \quad (2\text{-}84)$$

式中，参数 β_m、γ_n、η_p 为依赖于边界条件的特征值 $H_{xyz}(x,y,z,\beta_m,\gamma_n,\eta_p)$、$H_t(t,\beta_m,\gamma_n,\eta_p)$ 和 $H_a(z,\eta_p)$，三者解析形式为

$$t \leqslant t_p : \underset{(m,n,p)\neq(0,0,0)}{H_t(t<t_P,\beta_m,\gamma_n,\eta_p)} = \frac{1 - \mathrm{e}^{-\alpha(\beta_m^2+\gamma_n^2+\eta_p^2)}}{\beta_m^2+\gamma_n^2+\eta_p^2} \quad (2\text{-}85)$$

$$t \leqslant t_p : H_t(t<t_p,\beta_0,\gamma_0,\eta_0) = \alpha\cdot t \quad (2\text{-}86)$$

$$t > t_p : \underset{(m,n,p)\neq(0,0,0)}{H_t(t>t_p,\beta_m,\gamma_n,\eta_p)} = \mathrm{e}^{-\alpha(\beta_m^2+\gamma_n^2+\eta_p^2)}\cdot\frac{\mathrm{e}^{\alpha(\beta_m^2+\gamma_n^2+\eta_p^2)t_p}-1}{\beta_m^2+\gamma_n^2+\eta_p^2} \quad (2\text{-}87)$$

$$t > t_p : H_t(t<t_p,\beta_0,\gamma_0,\eta_0) = \alpha\cdot t_p \quad (2\text{-}88)$$

$$H_\alpha(z,\eta_p) = h_1\cdot(T_a-T_0)\cdot\frac{2\cdot\left(\eta_p\cos\eta_p z + \dfrac{h_1}{k}\sin\eta_p z\right)}{\left(\eta_p^2+\dfrac{h_1^2}{k^2}\right)\left(c+\dfrac{h_2\cdot k}{\eta_p^2 k^2+h_2^2}\right)+\dfrac{h_1}{k}}\cdot\frac{1-\mathrm{e}^{-\alpha\cdot\eta_p^2\cdot t}}{\eta_p} \quad (2\text{-}89)$$

$$H_{xyz}(x,y,z,\beta_m,\gamma_m,\eta_p)$$
$$= \frac{X(\beta_m,x)Y(\gamma_n,y)Z(\eta_p,z)}{N(\beta_m)N(\gamma_n)N(\eta_p)}\cdot\int_{x'=0}^{a}\int_{y'=0}^{b}\int_{z'=0}^{c} X(\beta_m,x')Y(\gamma_n,y')Z(\eta_p,z')$$
$$\cdot g(x',y',z')\times \mathrm{d}x'\mathrm{d}y'\mathrm{d}z' \quad (2\text{-}90)$$

式中，函数 X、Y、Z 为特征函数，函数 N 为通过分离变量法解方程 (2-83) 得到的三个微分方程的范数。这些函数均依赖边界条件。方程 (2-90) 为温度分布的解析表达式，但除了一些简单的情况外，方程 (2-90) 只能通过数值解法求得数值解。这种含有需要通过数值解法获得温度相对时间演化规律解的解析表达式称为半解析解。

2.5.3　数值解法

除了解析法和半解析法外，经典的傅里叶、热波 (thermal wave) 方程和双相位滞后生物传热模型均可采用不同类型的数值方法求解[25]，包括有限差分法 (finite difference method，FDM)[12]、反向有限差分法、分数阶后向有限差分法[13]、有限元法 (finite element method，FEM)、有限元小波伽辽金 (Galerkin) 法、有限体积法 (finite volume method，FVM)、B-多项式伽辽金法、边界元法 (boundary element method，BEM)、特解边界元法、双重互易边界元法、多个互易边界元法 (multiple-reciprocity boundary element method，MRBEM)、切比雪夫 (Chebyshev) 谱配点法、谱元法 (spectral element method)[26]、蒙特卡洛法 (Monte Carlo method)[27]、同伦摄动法 (homotopy perturbation method，HPM)[14]、动态模态分解 (dynamic mode decomposition，DMD) 法[28]、径向基函数配点法 (radial basis collocation method，RBCM)、局部弱形式法 (local weak form meshless method)、局部支撑基函数法、局部无网格配点法、广义有限差分法 (generalized finite difference method)、细胞神经网络 (cellular neural network，CNN) 法。

1. 有限差分法

对彭尼斯传热方程，温度的导数可以写为

$$\frac{\partial T(\mathbf{x}, t)}{\partial t} = \frac{T^{n+1}(\mathbf{x}) - T^n(\mathbf{x})}{\Delta t} \tag{2-91}$$

式中，Δt 为时间步长；$T^{n+1}(\mathbf{x}) = T(\mathbf{x}, t^{n+1})$ 和 $T^n(\mathbf{x}) = T(\mathbf{x}, t^n)$ 表示第 n 和 $n+1$ 个时间点的温度。

对如下广义双相滞后方程[12]：

$$C_{\mathrm{e}} \left(\frac{\partial T_{\mathrm{t}}}{\partial t} + \tau_{\mathrm{q}} \frac{\partial^2 T_{\mathrm{t}}}{\partial t^2} \right) = \lambda_{\mathrm{e}} \nabla^2 T_{\mathrm{t}} + \lambda_{\mathrm{e}} \tau_{\mathrm{T}} \frac{\partial}{\partial t} \left(\nabla^2 T_{\mathrm{t}} \right) + G \left(T_{\mathrm{b}} - T_{\mathrm{t}} \right)$$
$$+ \varepsilon Q_{\mathrm{mb}} + (1 - \varepsilon) Q_{\mathrm{mt}} + Q_{\mathrm{ex}} \tag{2-92}$$

设 $T^f = T_{\mathrm{f}}(x, y, z, f\Delta t)$，$T_{\mathrm{b}}^f = T_{\mathrm{b}}(x, y, z, f\Delta t)$，其中，$\Delta t$ 为时间步长。对于 $t^f = f\Delta t(f \geqslant 2)$，可得式 (2-92) 的近似式：

$$C_{\mathrm{e}} \frac{T^f - T^{f-1}}{\Delta t} + C_{\mathrm{e}} \tau_{\mathrm{q}} \frac{T^f - 2T^{f-1} + T^{f-2}}{(\Delta t)^2}$$
$$= \lambda_{\mathrm{e}} \nabla^2 T^{f-1} + \lambda_{\mathrm{e}} \tau_{\mathrm{T}} \frac{\nabla^2 T^{f-1} - \nabla^2 T^{f-2}}{\Delta t} + \varepsilon Q_{\mathrm{mb}} + G \left(T_{\mathrm{b}}^{f-1} - T^{f-1} \right) + (1 - \varepsilon) Q_{\mathrm{mt}} + Q_{\mathrm{ex}} \tag{2-93}$$

或

$$\frac{C_{\mathrm{e}} (\Delta t + \tau_{\mathrm{q}})}{(\Delta t)^2} T^f = \frac{C_{\mathrm{e}} (\Delta t + 2\tau_{\mathrm{q}}) - G(\Delta t)^2}{(\Delta t)^2} T^{f-1} - \frac{C_{\mathrm{e}} \tau_{\mathrm{q}}}{(\Delta t)^2} T^{f-2} + \frac{\lambda_{\mathrm{e}} (\Delta t + \tau_{\mathrm{T}})}{\Delta t} \nabla^2 T^{f-1}$$

$$- \frac{\lambda_{\mathrm{e}} \tau_{\mathrm{T}}}{\Delta t} \nabla^2 T^{f-2} + G T_{\mathrm{b}}^{f-1} + \varepsilon Q_{\mathrm{mb}} + (1 - \varepsilon) Q_{\mathrm{mt}} + Q_{\mathrm{ex}} \tag{2-94}$$

引入尺寸为 $n \times n \times n$ 的均匀网格, 其内部节点 (x_i, y_j, z_k) 的有限差分方程为

$$\frac{C_{\mathrm{e}} (\Delta t + \tau_{\mathrm{q}})}{(\Delta t)^2} T_{i,j,k}^f = \frac{C_{\mathrm{e}} (\Delta t + 2\tau_{\mathrm{q}}) - G(\Delta t)^2}{(\Delta t)^2} T_{i,j,k}^{f-1} - \frac{C_{\mathrm{e}} \tau_{\mathrm{q}}}{(\Delta t)^2} T_{i,j,k}^{f-2} + \frac{\lambda_{\mathrm{e}} (\Delta t + \tau_{\mathrm{T}})}{\Delta t} \nabla^2 T_{i,j,k}^{f-1}$$
$$- \frac{\lambda_{\mathrm{e}} \tau_{\mathrm{T}}}{\Delta t} \nabla^2 T_{i,j,k}^{f-2} + G T_{\mathrm{b}}^{f-1} + \varepsilon Q_{\mathrm{mb}} + (1 - \varepsilon) Q_{\mathrm{mt}} + Q_{\mathrm{ex}} \tag{2-95}$$

其中

$$\nabla^2 T_{i,j,k}^s = \frac{T_{i-1,j,k}^s - 2T_{i,j,k}^s + T_{i+1,j,k}^s}{h^2} + \frac{T_{i,j-1,k}^s - 2T_{i,j,k}^s + T_{i,j+1,k}^s}{h^2}$$
$$+ \frac{T_{i,j,k-1}^s - 2T_{i,j,k}^s + T_{i,j,k+1}^s}{h^2} \tag{2-96}$$

最后, 节点 (x_i, y_j, z_k) 处的组织温度为

$$T_{i,j,k}^f = \frac{C_{\mathrm{e}} h^2 (\Delta t + 2\tau_{\mathrm{q}}) - G h^2 (\Delta t)^2 - 6\lambda_{\mathrm{e}} \Delta t (\Delta t + \tau_{\mathrm{T}})}{C_{\mathrm{e}} h^2 (\Delta t + \tau_{\mathrm{q}})} T_{i,j,k}^{f-1}$$
$$+ \frac{\lambda_{\mathrm{e}} \Delta t (\Delta t + \tau_{\mathrm{T}})}{C_{\mathrm{e}} h^2 (\Delta t + \tau_{\mathrm{q}})} \left(T_{i-1,j,k}^{f-1} + T_{i+1,j,k}^{f-1} + T_{i,j-1,k}^{f-1} + T_{i,j+1,k}^{f-1} + T_{i,j,k-1}^{f-1} + T_{i,j,k+1}^{f-1} \right)$$
$$- \frac{\lambda_{\mathrm{e}} \Delta t \tau_{\mathrm{T}}}{C_{\mathrm{e}} h^2 (\Delta t + \tau_{\mathrm{q}})} \left(T_{i-1,j,k}^{f-2} + T_{i+1,j,k}^{f-2} + T_{i,j-1,k}^{f-2} + T_{i,j+1,k}^{f-2} + T_{i,j,k-1}^{f-2} + T_{i,j,k+1}^{f-2} \right)$$
$$- \frac{C_{\mathrm{e}} h^2 \tau_{\mathrm{q}} - 6\lambda_{\mathrm{e}} \Delta t \tau_{\mathrm{T}}}{C_{\mathrm{e}} h^2 (\Delta t + \tau_{\mathrm{q}})} T_{i,j,k}^{f-2} + \frac{(\Delta t)^2}{C_{\mathrm{e}} (\Delta t + \tau_{\mathrm{q}})} \left[G T_{bi,j,k}^{f-1} + \varepsilon Q_{\mathrm{mb}} + (1 - \varepsilon) Q_{\mathrm{mt}} + Q_{\mathrm{ex}} \right] \tag{2-97}$$

2. 同伦摄动法

对黎曼–刘维尔空间分数阶导数 $\partial^\alpha \theta(\chi, F_0) / \partial \chi^\alpha$ 进行移位格伦沃尔德 (Grunwald) 反向有限差分近似[14], 即得到

$$\frac{\partial^\alpha \theta(\chi_i, F_0)}{\partial \chi^\alpha} = \frac{1}{h_i} \sum_{j=0}^{i} g_i \theta(\chi_i - jh, F_0) + O(h) \tag{2-98}$$

式中, $g_0 = 1$, $g_1 = -\alpha$, $g_j = -j\alpha(\alpha - 1) \cdots (\alpha - j + 1)/j!$, $j = 1, 2, 3, \cdots$

引入如下变量替换:

$$\theta = \frac{T - T_0}{T_0}, \quad F_0 = \left(\frac{K_t}{\rho C R^\alpha} \right)^{\frac{1}{\beta}} t \quad x = \frac{r}{R} \tag{2-99}$$

则式 (2-33) 转化为如下形式:

$$\frac{\partial^\beta \theta(\chi, F_0)}{\partial F_0^\beta} = \frac{\partial^\alpha \theta(\chi, F_0)}{\partial \chi^\alpha} + C\theta(\chi, F_0) + P(\chi) \quad 0 < \beta \leqslant 1 < \alpha \leqslant 2 \tag{2-100}$$

继而应用式 (2-98) 到式 (2-100), 可得

$$\frac{\partial^\beta \theta(\chi_i, F_0)}{\partial F_0^\beta} = \frac{1}{h^\alpha} \sum_{j=0}^{i} g_j \theta(\chi_i - jh, F_0) + C\theta(\chi_i, F_0) + P(\chi_i) \quad i = 1, 2, \cdots, n - 1 \tag{2-101}$$

进一步，采用同伦摄动法，并选择以下同伦：

$$D_{F_0}^{\beta}\theta(F_0) = p[A\theta(F_0) + P(x)], p \in [0, 1] \tag{2-102}$$

可得如下形式的解表达式：

$$\theta(F_0) = \theta^{(0)}(F_0) + p\theta^{(1)}(F_0) + p^2\theta^{(2)}(F_0) + p^3\theta^{(3)}(F_0) + \cdots \tag{2-103}$$

再将式 (2-103) 代入式 (2-102)，可得

$$\theta(F_0) = P(x)\frac{F_0^{\beta}}{\Gamma(1+\beta)} + AP(x)\frac{F_0^{2\beta}}{\Gamma(1+2\beta)} + A^2P(x)\frac{F_0^{3\beta}}{\Gamma(1+3\beta)} + \cdots \tag{2-104}$$

最后，利用变量替换式 (2-99) 即可以获得温度场 $T(x,t)$ 的表达式。

3. 谱元法

对于彭尼斯传热方程：

$$\rho c\frac{\partial T(\bar{x},t)}{\partial t} = \nabla \cdot [k\nabla u(\bar{x},t)] + \omega_b\rho_b c_b[T_a - T(\bar{x},t)] + Q_m + Q_r(\bar{x},t) \tag{2-105}$$

式中，$T(\bar{x},t)$ 为活体组织在 t 时刻的温度，$\bar{x} = [x_1, x_2, \ldots, x_d]$，$d$ 为空间维度。

在谱元法[26] 中，满足彭尼斯方程 (2-105) 的函数 $T(\bar{x},t)$ 的 P 阶近似为

$$T_P(\bar{x},t) = \sum_{i=1}^{N} T_P(\bar{x}_i,t)\phi_i(\bar{x}) \tag{2-106}$$

式中，N 为网格点个数；$\{\phi_i\}_{i=1}^N$ 为 P 阶的全局逼近函数；$\{u_P(\bar{x}_i,t)\}_{i=1}^N$ 为全局自由度。

传输方程的全局逼近函数为分段拉格朗日多项式 (Lagrange polynomial)，全局自由度为温度函数 T 在网格点 $\{\bar{x}_i\}_{i=1}^N$ 处的值，可通过伽辽金方法得到。对于 k 为常数的一维和二维情况，彭尼斯热传播方程 (2-105) 的伽辽金表达式为

$$\begin{aligned}
\rho c\int_0^I \phi_i\frac{\partial T}{\partial t}\mathrm{d}x = &-k\int_0^I \frac{\mathrm{d}\phi_i}{\mathrm{d}x} \cdot \frac{\partial T}{\partial x}\mathrm{d}x + k\left[\phi_i\frac{\partial T}{\partial x}\right]_{x=I} \\
&-k\left[\phi_i\frac{\partial T}{\partial x}\right]_{x=0} + \omega_b\rho_b c_b\int_0^I \phi_i[T_a - T]\mathrm{d}x \\
&+\int_0^I \phi_i Q_m\mathrm{d}x + \int_0^I \phi_i Q_r\mathrm{d}x \quad 1 \leqslant i \leqslant N
\end{aligned} \tag{2-107}$$

和

$$\begin{aligned}
\rho c\iint_B \phi_i\frac{\partial T}{\partial t}\mathrm{d}x_1\mathrm{d}x_2 = &-k\iint_B \nabla\phi_i \cdot \nabla T\mathrm{d}x_1\mathrm{d}x_2 \\
&+k\oint_{\partial B}\phi_i\nabla T \cdot n\mathrm{d}s + \omega_b\rho_b c_b\iint_B \phi_i[T_a - T]\mathrm{d}x_1\mathrm{d}x_2 \\
&+\iint_B \phi_i Q_m\mathrm{d}x_1\mathrm{d}x_2 + \iint_B \phi_i Q_r\mathrm{d}x_1\mathrm{d}x_2 \quad 1 \leqslant i \leqslant N
\end{aligned} \tag{2-108}$$

式中，∂B 为定义域 B 的边界；n 为 ∂B 的外法线向量。

对一维情况，温度函数 T 在编号 e 的微元的 P 阶局部近似为

$$T_P^e(x, t) = \sum_{j=1}^{N_1} T_P^e(x_j, t) \lg_{j,P}(x) \quad 1 \leqslant e \leqslant N_e \tag{2-109}$$

式中，$\lg_{j,P}$ 为 P 阶拉格朗日多项式的 j 项，同时有

$$\lg_{j,P}(\xi) = \frac{1}{P(P+1)L_P(\xi_j)} \frac{(\xi^2-1)L_P{}'(\xi)}{\xi - \xi_j} \quad 1 \leqslant j \leqslant N_1, -1 \leqslant \xi \leqslant 1 \tag{2-110}$$

以及

$$\begin{cases} x(\xi) = \dfrac{1}{2}\left[(x_e - x_{e-1})\xi + (x_e + x_{e-1})\right] & -1 \leqslant \xi \leqslant 1 \\[2mm] \xi(x) = 2\dfrac{x - x_{e-1}}{h_e} - 1 \\[2mm] h_e = x_e - x_{e-1} \end{cases} \tag{2-111}$$

单元刚度矩阵和单元质量矩阵分别为

$$D_{ij,P}^e = \int_{x_{e-1}}^{x_e} \frac{\mathrm{d}\lg_{i,P}(x)}{\mathrm{d}x} \frac{\mathrm{d}\lg_{j,P}(x)}{\mathrm{d}x} \mathrm{d}x = \int_{-1}^{1} \frac{\mathrm{d}\lg_{i,P}(\xi)}{\mathrm{d}\xi} \frac{\mathrm{d}\xi}{\mathrm{d}x} \frac{\mathrm{d}\lg_{j,P}(\xi)}{\mathrm{d}\xi} \frac{\mathrm{d}\xi}{\mathrm{d}x} J \mathrm{d}\xi \tag{2-112}$$

和

$$M_{ij,P}^e = \int_{x_{e-1}}^{x_e} \lg_{i,P}(x) \lg_{j,P}(x) \mathrm{d}x = \int_{-1}^{1} \lg_{i,P}(\xi) \lg_{j,P}(\xi) J \mathrm{d}\xi \quad 1 \leqslant i,j \leqslant N_1 \tag{2-113}$$

对定义域划分为四边形单元的二维情况，局部逼近函数可以通过一维拉格朗日多项式的张量积得到，函数 T 的 P 阶近似为

$$T_\mathrm{P}(\xi_1, \xi_2, t) = \sum_{j=1}^{P_{\xi_2}+1} \sum_{i=1}^{P_{\xi_1}+1} T_\mathrm{P}(\xi_{1i}, \xi_{2j}, t) \lg_{i,P_{\xi_1}}(\xi_1) \lg_{j,P_{\xi_2}}(\xi_2) \tag{2-114}$$

式中，P_{ξ_1} 和 P_{ξ_2} 分别为 ξ_1 和 ξ_2 方向上拉格朗日多项式的阶数。同时，由高斯–洛巴托 (Gauss-Lobatto) 点的张量积得到的节点和四边形网格划分网格点相同。设网格点沿水平方向编号，则单元质量矩阵 M_P^{Qe} 和单元刚度矩阵 D_P^{Qe} 分别表示如下：

$$M_P^{Qe} = M_{P_{\xi_2}}^e \otimes M_{P_{\xi_1}}^e \tag{2-115}$$

和

$$D_P^{Qe} = M_{P_{\xi_2}}^e \otimes D_{P_{\xi_1}}^e + D_{P_{\xi_2}}^e \otimes M_{P_{\xi_1}}^e \tag{2-116}$$

通过空间离散化，将偏微分方程简化为如下常微分方程组：

$$\rho c M_{ij,P}^T \frac{\partial T_j(t)}{\partial t} = -k D_{ij,P}^T T_j(t) + \omega_\mathrm{b}\rho_\mathrm{b}c_\mathrm{b}\left[T_\mathrm{a}M_{ij,P}^T O_j - M_{ij,P}^T T_j(t)\right]$$
$$+ Q_\mathrm{m}M_{ij,P}^T O_j + M_{ij,P}^T Q_r(x_{1j}, x_{2j}, t) + Bd_i \quad i \in n_{Ted}, j \in n_{Ted} \tag{2-117}$$

$$Bd_i = -\rho c M_{if,P}^T \frac{\partial T_f(t)}{\partial t} - k D_{if,P}^T T_f(t) + \omega_{\text{b}} \rho_{\text{b}} c_{\text{b}} \left[T_{\text{a}} M_{if,P}^T O_f - M_{if,P}^T T_f(t) \right]$$
$$+ Q_m M_{if,P}^T O_f + M_{if,P}^T Q_r(x_{1f}, x_{2f}, t) \quad i \in n_{\text{Ted}}, f \in n_{\text{d}} \tag{2-118}$$

式中，n_{T}、n_{d} 及 n_{Ted} 的表达式为

$$\begin{cases} n_{\text{T}} = \{i | i \in \{1, 2, \ldots, N-1, N\}\} \\ n_{\text{d}} = \{i | (x_{1_i}, x_{2_i}) \in \partial B_{\text{d}}\} \\ n_{\text{Ted}} = \{i | i \in n_T, i \notin n_{\text{d}}\} \end{cases} \tag{2-119}$$

上述二维彭尼斯方程组为在混合狄利克雷 (Dirichlet) 和纽曼 (Neumann) 边界条件下经空间离散化后得到的常微分方程组。对该方程组，使用常微分方程数值解法即可求出热场分布 T 的数值解。

4. 动态模态分解

针对扩展彭尼斯生物传热模型[28]求解过程中计算复杂度高的特点，为了降低这种非线性动力系统的计算复杂度，基于处理一系列传热方程瞬时解的信息来识别低维基函数集。然后，利用这些函数推导出典型的由伽辽金投影得到的低维动力系统。动态模态分解法的关键之处在于，虽然生物传热方程属于非线性过程，但动态模态分解法可以求得生物传热方程最佳线性估计模型的特征值和特征向量，而这些特征向量构成了低维基函数集的核心。动态模态分解法的具体流程如下。

(1) 收集并存储两个连续时间序列的瞬时解，这两个瞬时解的计算时间点间隔一个常数时间步长 Δt，即

$$T_1^{n_{\text{s}}-1} = \begin{pmatrix} | & | & | \\ T_1 & \cdots & T_{n_{\text{s}}-1} \\ | & | & | \end{pmatrix} \tag{2-120}$$

$$T_2^{n_{\text{s}}} = \begin{pmatrix} | & | & | \\ T_2 & \cdots & T_{n_{\text{s}}} \\ | & | & | \end{pmatrix} \tag{2-121}$$

式中，$T_i \in \mathbb{R}^{n_{\text{p}}}$ 为 $t_i = i\Delta t$ 时刻网格点的瞬时温度矢量。此处，n_{p} 表示网格点的数量，n_{s} 为瞬时解的数量。在本研究中，假设 $n_{\text{p}} \gg n_{\text{s}}$。其目标是依靠评估前几个瞬时温度场，以计算动态相关结构，使温度场的预测具有良好的精度，同时节省大量的计算成本。

(2) 对矩阵 $T_1^{n_{\text{s}}-1}$ 进行奇异值分解 (singular value decomposition, SVD)，即

$$T_1^{n_{\text{s}}-1} = U \sum W \tag{2-122}$$

(3) 计算矩阵

$$\tilde{S} = U^{\text{T}} T_2^{n_{\text{s}}} W^{\text{T}} \sum{}^{-1} \tag{2-123}$$

(4) 计算矩阵 $\tilde{S}$ 的特征值和特征向量

$$\tilde{S} X_i = D_{ii} X_i \tag{2-124}$$

或

$$\tilde{\boldsymbol{S}}\boldsymbol{X} = \boldsymbol{X}\boldsymbol{D} \tag{2-125}$$

式中，$\boldsymbol{D}$ 为对角阵。

(5) 计算动态模态谱

$$\lambda_i = \boldsymbol{D}_{ii} \tag{2-126}$$

(6) 计算未缩放的动态模式

$$\tilde{\phi} = \left\{ \tilde{\phi}_i \right\}_{i=1}^{r} \tag{2-127}$$

式中，$\tilde{\phi} = \boldsymbol{U}\boldsymbol{X}_i$，$r \leqslant \min(n_{\mathrm{p}}, n_{\mathrm{s}})$。

(7) 计算向量

$$\boldsymbol{d} = (\tilde{\phi}^{\mathrm{T}}\tilde{\phi})^{-1}\tilde{\phi}^{\mathrm{T}}\boldsymbol{y}_1 \tag{2-128}$$

(8) 评估缩放的动态模式

$$\phi = \tilde{\phi}\boldsymbol{d} \tag{2-129}$$

(9) 估算温度场

$$T(x, t^k) \approx \tilde{T}(x, t^k) = \sum_{i=1}^{r} \lambda_i^k \phi_i \tag{2-130}$$

通过上述步骤可得出，动态模态分解法可快速求解生物传热问题，为病变和正常组织提供了很好的温度轮廓预测，具有一定的临床意义。然而，动态模态分解法虽然提高了算法的求解速度，但由于回避了对病变和健康组织之间边界的数学处理，给结果带来了误差。

2.5.4　蒙特卡洛法

将连续彭尼斯方程 (2-8) 离散化，可以得到[27]：

$$\begin{aligned}
T(\boldsymbol{X}, t + \Delta t) = {} & \frac{1 - W(1 - \beta)\Delta t - m \cdot \mathrm{Fo}}{1 + W\beta\Delta t}T(\boldsymbol{X}, t) + \sum_{i=1}^{m/2} \frac{\mathrm{Fo}}{1 + W\beta\Delta t}T(\boldsymbol{X} + \Delta\boldsymbol{X}_i, t) \\
& + \sum_{i=1}^{m/2} \frac{\mathrm{Fo}}{1 + W\beta\Delta t}T(\boldsymbol{X} - \Delta\boldsymbol{X}_i, t) + \frac{Q(\boldsymbol{X}, t)\Delta t}{1 + W\beta\Delta t}
\end{aligned} \tag{2-131}$$

式中，β 为弛豫因子；Δt 为时间增量；$W = \rho_{\mathrm{b}}c_{\mathrm{b}}\omega_{\mathrm{b}}/\rho c$；$\mathrm{Fo} = \alpha \cdot \Delta t/\Delta x^2 = k \cdot \Delta t/\rho c\Delta x^2$ 为傅里叶数；$m = 2, 4, 6$ 分别对应一维、二维和三维的情况。同时

$$\begin{cases}
\Delta\boldsymbol{X}_1 = (\Delta x, 0, 0) \\
\Delta\boldsymbol{X}_2 = (0, \Delta y, 0) \\
\Delta\boldsymbol{X}_3 = (0, 0, \Delta z)
\end{cases} \tag{2-132}$$

此外，上式需要满足狄利克雷、纽曼和混合条件三个边界条件，即

$$
\begin{cases}
T(\boldsymbol{X},t) = g(\boldsymbol{X},t) & \boldsymbol{X} \in \varGamma_1 \\
-k\dfrac{\partial T(\boldsymbol{X},t)}{\partial \boldsymbol{n}} = q(\boldsymbol{X},t) & \boldsymbol{X} \in \varGamma_2 \\
-k\dfrac{\partial T(\boldsymbol{X},t)}{\partial \boldsymbol{n}} = h_f(\boldsymbol{X})\left[T(\boldsymbol{X},t) - T_f(\boldsymbol{X},t)\right] & \boldsymbol{X} \in \varGamma_3
\end{cases}
\tag{2-133}
$$

由于来自式 (2-131) 的下式不满足概率之和为 1 的约束，即

$$
\frac{1 - W(1-\beta)\Delta t - m \cdot \mathrm{Fo}}{1 + W\beta\Delta t} + \sum_{i=1}^{m/2} \frac{\mathrm{Fo}}{1 + W\beta\Delta t} + \sum_{i=1}^{m/2} \frac{\mathrm{Fo}}{1 + W\beta\Delta t} = \frac{1 - W(1-\beta)\Delta t}{1 + W\beta\Delta t}
$$
$$
\neq 1 \tag{2-134}
$$

为了解决这一问题，可以从式 (2-131) 中提取如下公因子：

$$
\begin{aligned}
T(\boldsymbol{X},t+\Delta t) = \frac{1 - W(1-\beta)\Delta t}{1 + W\beta\Delta t} & \left[\frac{Q(\boldsymbol{X},t)\Delta t}{1 - W(1-\beta)\Delta t} + \frac{1 - W(1-\beta)\Delta t - m \cdot \mathrm{Fo}}{1 - W(1-\beta)\Delta t} \right. \\
& \times T(\boldsymbol{X},t) + \sum_{i=1}^{m/2} \frac{\mathrm{Fo}}{1 - W(1-\beta)\Delta t} T(\boldsymbol{X}+\Delta\boldsymbol{X}_i,t) \\
& \left. + \sum_{i=1}^{m/2} \frac{\mathrm{Fo}}{1 - W(1-\beta)\Delta t} T(\boldsymbol{X}-\Delta\boldsymbol{X}_i,t) \right]
\end{aligned}
\tag{2-135}
$$

根据概率定理，概率不能为负，所以有

$$
\begin{cases}
\dfrac{1 - W(1-\beta)\Delta t - m \cdot \mathrm{Fo}}{1 - W(1-\beta)\Delta t} > 0 \\
\dfrac{\mathrm{Fo}}{1 - W(1-\beta)\Delta t} > 0
\end{cases}
\tag{2-136}
$$

即

$$
1 - W(1-\beta)\Delta t - m \cdot \mathrm{Fo} > 0 \tag{2-137}
$$

离散化的初始条件和边界条件如下：

$$
\begin{cases}
T(\boldsymbol{X}_P,t_P) = T_0(\boldsymbol{X}_P) & P \in \{P \mid P \in \varOmega, t = 0\} \\
T(\boldsymbol{X}_P,t_P) = g(\boldsymbol{X}_P,t_P) & P \in \varGamma_1 \\
T(\boldsymbol{X}_P,t_P) = T(\boldsymbol{X}_Q,t_Q) - \dfrac{q(\boldsymbol{X}_P,t_P) \cdot \Delta x}{k} & P \in \varGamma_2 \\
T(\boldsymbol{X}_P,t_P) = \dfrac{1}{1 + \mathrm{Bi}(\boldsymbol{X})} T(\boldsymbol{X}_Q,t_Q) + \dfrac{\mathrm{Bi}(\boldsymbol{X})}{1 + \mathrm{Bi}(\boldsymbol{X})} T_f(\boldsymbol{X}_P,t_P) & P \in \varGamma_3
\end{cases}
\tag{2-138}
$$

式中，$\mathrm{Bi}(\boldsymbol{X}) = h_f(x) \cdot \Delta x / k$。

由于涉及光子的概率游走，因此，需要满足以下两个条件，包括粒子向任意方向运动的概率都是正的，且所有概率之和为 1，即

$$\frac{1 - W(1-\beta)\Delta t - m \cdot \text{Fo}}{1 - W(1-\beta)\Delta t} + \sum_{i=1}^{m/2} \frac{\text{Fo}}{1 - W(1-\beta)\Delta t} + \sum_{i=1}^{m/2} \frac{\text{Fo}}{1 - W(1-\beta)\Delta t} = 1 \quad (2\text{-}139)$$

针对一个光子的一次随机游走，按照设定行走轨迹的概率可以通过一个随机变量 ξ 描述，即

$$\xi = u\left(\gamma_p\right) = \sum_{i=0}^{k-1} \left[\left(\frac{1 + m \cdot \text{Fo} - W(1-\beta)\Delta t}{1 + m \cdot \text{Fo} + W\beta\Delta t}\right)^{i+1} \cdot \frac{Q\left(\boldsymbol{X}_{p_i}, t_{p_i}\right)\Delta t}{1 + m \cdot \text{Fo} - W(1-\beta)\Delta t} \right]$$
$$+ \left(\frac{1 + m \cdot \text{Fo} - W(1-\beta)\Delta t}{1 + m \cdot \text{Fo} + W\beta\Delta t}\right)^{k} \cdot f(Q) \quad (2\text{-}140)$$

因而，组织内部任意网格点 $T\left(\boldsymbol{X}_0, t_0\right)$ 的蒙特卡洛温度估计为

$$T\left(\boldsymbol{X}_0, t_0\right) = \frac{1}{N} \sum_{i=1}^{N} \xi_i \quad (2\text{-}141)$$

2.5.5　移动光源热场解法

用激光作为治疗手段时，有时可以采用植入固定单点激光热源的方式，有时可以采用移动激光光源的方式对组织进行加热或用来调整热场分布。对于后者，可以利用机器人定位精度高的特点操作激光光源完成治疗。相对于热源固定方式加热，移动光源治疗可调参数更多，可操控性能更好，更有优势。因此，研究移动激光光源作用下生物组织的热场分布，对于术前确定治疗规划，寻找最佳治疗方案裨益良多。进一步，若有此种情况下的热场分布解析解则更佳，因其便于使用优化控制等方法，以实现高精度机器人激光自主治疗。

1. 移动激光热场闭式解法 1

对不含代谢热的彭尼斯生物热方程[29]：

$$\rho_t C_t \frac{\partial T(x,t)}{\partial t} = k_t \frac{\partial^2 T(r,t)}{\partial t^2} + \rho_b \omega_b c_b + Q(x,t) \quad (2\text{-}142)$$

引入以下无因次温度

$$\theta = \frac{T - T_a}{T_m - T_a} \quad (2\text{-}143)$$

式中，T_m 为恒定参考温度，T_a 为动脉温度。则方程 (2-142) 可以用无量纲形式写为

$$\frac{\partial \theta}{\partial t} = \alpha \left(\frac{\partial^2 \theta}{\partial x^2}\right) - h\theta + S\delta(x - vt) \quad (2\text{-}144)$$

式中，$\alpha = \dfrac{\lambda_t}{\rho_t C_t}$ 为组织热扩散率，$h = \dfrac{\rho_b \varpi_b C_b}{\rho_t C_t}$，$S = \dfrac{Q_0}{\rho_t C_t (T_m - T_a)}$。边界和初始条件为

$$
\begin{cases}
\dfrac{\partial \theta}{\partial t}(0, t) = 0 \\[2mm]
\dfrac{\partial \theta}{\partial t}(l, t) = 0 \\[2mm]
\theta(x, 0) = 0 \\[2mm]
\dfrac{\partial \theta}{\partial t}(x, 0) = 0
\end{cases}
\tag{2-145}
$$

采用以下特征函数解

$$
\theta(x, t) = \sum_{n=0}^{\infty} A_n(t) \cos\left(\frac{n\pi}{l}x\right)
\tag{2-146}
$$

式中，$A_n(t)$ 为时变常数，通过将解 (2-146) 代入式 (2-144) 中求解，即

$$
\dot{A}_n(t) + \left(h + \alpha\left(\frac{n\pi}{l}\right)^2\right) A_n(t) = V_n(t) \quad n = 0, 1, 2, \cdots
\tag{2-147}
$$

$$
\dot{A}_n(0) = A_n(0) = 0
\tag{2-148}
$$

源项函数的傅里叶展开为

$$
Q(x, t) = \sum_{n=0}^{\infty} V_n(t) \cos\left(\frac{n\pi}{l}x\right)
\tag{2-149}
$$

式中，$V_n(t)$ 为展开系数，且 $V_n(t)$ 具有如下表达式：

$$
V_n(t) = \frac{2}{l} S \int_0^l \delta(x - vt) \cos\left(\frac{n\pi}{L}x\right) \mathrm{d}x = \frac{2}{l} S \cos\left(\frac{n\pi vt}{l}\right)
\tag{2-150}
$$

$$
V_0(t) = \frac{1}{l} S \int_0^l \delta(x - vt) \mathrm{d}x = \frac{1}{l} S H(x - vt)
\tag{2-151}
$$

因此，微分式 (2-147) 的通解由下式确定：

$$
A_n(t) = \mathrm{e}^{-\left(h + \alpha\left(\frac{n\pi}{l}\right)^2\right)t} \left[C + \int_0^t V_n(\tau) \mathrm{e}^{\left(h + \alpha\left(\frac{n\pi}{l}\right)^2\right)\tau} \mathrm{d}\tau\right] \quad n = 0, 1, 2, \cdots
\tag{2-152}
$$

式中，C 为常数。然后对 $V_n(t)$，从 0 到 t 积分，并考虑初始条件，则解简化为

$$
\begin{cases}
A_n(t) = \dfrac{2S\left[(hl^3 + l\alpha(n\pi)^2)\left[\cos\left(\dfrac{n\pi vt}{l}\right) - \mathrm{e}^{-\left(h + \alpha\left(\frac{n\pi}{l}\right)^2\right)t}\right] + l^2 n\pi v \sin\left(\dfrac{n\pi vt}{l}\right)\right]}{(n\pi)^2[2\alpha hl^2 + \alpha^2(n\pi)^2 + (lv)^2] + (hl^2)^2} \\
\qquad\qquad\qquad n = 1, 2, \cdots \\[2mm]
A_0(t) = \dfrac{S}{lh}(1 - \mathrm{e}^{-ht}) \quad n = 0
\end{cases}
\tag{2-153}
$$

因此，温度场解为

$$\theta(x,t) = A_0(t) + \sum_{n=1}^{\infty} A_n(t) \cos\left(\frac{n\pi}{l}x\right) \tag{2-154}$$

进而通过式 (2-143) 表达 θ 和 T 之间的关系，获得温度场 T 的分布，给出了运动热源作用下彭尼斯生物热方程的解析解。

2. 移动激光热场闭式解法 2

针对运动激光热疗过程中温度分布的空间演化[30]，将运动激光热源项 $Q(x, y, z, t)$ 表示为

$$Q(x, y, z, t) = \frac{P}{2\pi\sigma^2} e^{-\left(((x-vt)^2 + y^2)/(2\sigma^2)\right)} \exp(-\mu z) \tag{2-155}$$

式中，P 为恒定功率，$\mu = \mu_a + \mu_s$ 为吸收系数和散射系数之和，v 为沿轴正方向的恒定速度，σ 为激光光斑半径。

为简化表达，引入了以下无量纲变量：

$$X = wx/2\alpha$$
$$Y = wy/2\alpha$$
$$V = v/w$$
$$\tau = t/2\tau_q$$
$$\psi = Q\tau_q/[\rho_t C_t(T_m - T_b)]$$
$$\beta = 2w\tau_q\mu$$
$$Z = wz/2\alpha$$
$$\theta = (T - T_b)/(T_m - T_b)$$
$$\zeta = \tau_q\rho_b\varpi_b C_b/\rho_t C_t$$

式中，T_m 为指定参考温度。

因此，边界条件可以用无量纲形式表示为

$$\begin{cases} \dfrac{\partial}{\partial X}\theta(0, Y, Z, \tau) = \dfrac{\partial}{\partial X}\theta(L, Y, Z, \tau) = 0 \\ \dfrac{\partial}{\partial Y}\theta(X, 0, Z, \tau) = \dfrac{\partial}{\partial Y}\theta(X, L, Z, \tau) = 0 \\ \dfrac{\partial}{\partial Z}\theta(X, Y, 0, \tau) = 0 \\ \dfrac{\partial}{\partial Z}\theta(X, Y, L, \tau) = h\theta(X, Y, L, \tau) \end{cases} \tag{2-156}$$

式中，h 为对流冷却系数，且为无量纲量。

因此，假设无量纲初始条件为

$$\begin{cases} \theta(X, Y, Z, 0) = 0 \\ \dfrac{\partial}{\partial \tau}\theta(X, Y, Z, 0) = 0 \end{cases} \tag{2-157}$$

移动激光作用下的热场分布问题可归结为寻找合适的方法求解具有齐次边界条件的三维泊松方程。由于具有齐次边界，由边界上为零的调和函数组成的特征函数级数解即为该三维泊松方程的解。利用叠加位置原理，将具有非齐次边界条件的泊松方程划分为具有非齐次边界条件的定常狄利克雷问题，以及具有齐次边界条件和改进型初始条件的瞬态泊松问题之和。

由边界条件式 (2-156)，传热方程的解可以由以下特征函数表示：

$$\theta(X, Y, Z, \tau) = \sum_{m=0}^{\infty} \sum_{n=0}^{\infty} \sum_{k=1}^{\infty} A_{mnk}(\tau) \cos\left(\frac{m\pi X}{L}\right) \cos\left(\frac{n\pi Y}{L}\right) \cos(\mu_k Z) \tag{2-158}$$

式中，特征值 μ_k 是特征方程 $\tan(\mu_k L) + h/\mu_k = 0$ 的正解。此外，$A_{mnk}(\tau)$ 是与时间有关的常数。

由上可得，带有初始条件式 (2-157) 的常微分方程：

$$\begin{cases} \ddot{A}_{mnk}(\tau) + 2(1+\zeta)\dot{A}_{mnk}(\tau) + \left(\left(\frac{m\pi}{L}\right)^2 + \left(\frac{n\pi}{L}\right)^2 + (\mu_k)^2 + 4\zeta\right) A_n(\tau) = R_{mnk}(\tau) \\ A(0) = 0 \\ \dot{A}(0) = 0 \end{cases} \tag{2-159}$$

式中，$R_{mnk}(\tau)$ 为由以下特征函数决定的源项函数的傅里叶展开系数。

$$f(X, Y, Z, \tau) = \sum_{m=0}^{\infty} \sum_{n=0}^{\infty} \sum_{k=1}^{\infty} R_{mnk}(\tau) \cos\left(\frac{m\pi X}{L}\right) \cos\left(\frac{n\pi X}{L}\right) \cos(\mu_k Z) \tag{2-160}$$

根据傅里叶展开定理，$R_{mnk}(\tau)$ 表达式为

$$\begin{aligned} R_{mnk}(\tau) = \frac{32\psi_0}{L^3} \iiint_0^L &\left(\left(1 + 2\left(\frac{\alpha}{\sigma w}\right)^2 V(X - V\tau)\right) \mathrm{e}^{-\left(2\left(\frac{\alpha}{\sigma w}\right)^2 \left((X-V\tau)^2 + Y^2\right) + \beta Z\right)}\right) \\ &\cdot \cos\left(\frac{m\pi X}{L}\right) \cos\left(\frac{n\pi X}{L}\right) \cos(\mu_k Z) \mathrm{d}X \mathrm{d}Y \mathrm{d}Z \end{aligned} \tag{2-161}$$

常微分方程式 (2-160) 为二阶系统，其解由齐次解 $A_{mnk}^h(\tau)$ 和特解 $A_{mnk}^p(\tau)$ 组成，即

$$A_{mnk}(\tau) = A_{mnk}^h(\tau) + A_{mnk}^p(\tau) \tag{2-162}$$

上述方程的齐次解为

$$\begin{cases} A_{mnk}^h(\tau) = A_{mnk}^{h_1} + A_{mnk}^{h_2} \\ \qquad = \mathrm{e}^{-(1+\zeta)\tau} \left(B_{mnk} \cos(\alpha_{mnk}\tau) + C_{mnk} \sin(\alpha_{mnk}\tau)\right) & \gamma_{mnk} > 0 \\ A_{mnk}^h(\tau) = A_{mnk}^{h_1} + A_{mnk}^{h_2} = \mathrm{e}^{-(1+\zeta)\tau} \left(B_{mnk} + C_{mnk}\tau\right) & \gamma_{mnk} = 0 \\ A_{mnk}^h(\tau) = A_{mnk}^{h_1} + A_{mnk}^{h_2} \\ \qquad = \mathrm{e}^{-(1+\zeta)\tau} \left(B_{mnk} \cosh(\alpha_{mnk}\tau) + C_{mnk} \sinh(\alpha_{mnk}\tau)\right) & \gamma_{mnk} < 0 \end{cases} \tag{2-163}$$

其中

$$\alpha_{mnk} = \sqrt{(1+\zeta)^2 - \left(\left(\frac{m\pi}{L}\right)^2 + \left(\frac{n\pi}{L}\right)^2 + (\mu_k)^2 + 4\zeta\right)} \qquad (2\text{-}164)$$

$$\gamma_{mnk} = (1+\zeta)^2 - \left(\left(\frac{m\pi}{L}\right)^2 + \left(\frac{n\pi}{L}\right)^2 + (\mu_k)^2 + 4\zeta\right) \qquad (2\text{-}165)$$

在齐次解的基础上,用参数变分法求特解

$$A^p_{mnk}(\tau) = A^{h_1}_{mnk}\int\left(-\frac{A^{h_2}_{mnk}R_{mnk}(\tau)}{W(A^{h_1}_{mnk},A^{h_2}_{mnk})}\right)\mathrm{d}\tau + A^{h_2}_{mnk}\int\left(\frac{A^{h_1}_{mnk}R_{mnk}(\tau)}{W(A^{h_1}_{mnk},A^{h_2}_{mnk})}\right)\mathrm{d}\tau \qquad (2\text{-}166)$$

式中, $W(A^{h_1}_{mnk}, A^{h_2}_{mnk})$ 为齐次解的朗斯基 (Wronskian) 行列式。

至此,特解可以表示为

$$\begin{cases} A^p_{mnk}(\tau) = \dfrac{\mathrm{e}^{-(1+\zeta)\tau}}{\alpha_{mnk}}\left(\left(\sin(\alpha_{mnk}\tau)\displaystyle\int_0^\tau \mathrm{e}^{(1+\zeta)\tau}\cos(\alpha_{mnk}\tau)R_{mnk}(\tau)\mathrm{d}\tau\right)\right. \\ \qquad\qquad \left.- \left(\cos(\alpha_{mnk}\tau)\displaystyle\int_0^\tau \mathrm{e}^{(1+\zeta)\tau}\sin(\alpha_{mnk}\tau)R_{mnk}(\tau)\mathrm{d}\tau\right)\right) & \gamma_n > 0 \\[4pt] A^p_{mnk}(\tau) = \mathrm{e}^{(1+\zeta)\tau}\left(\left(\tau\displaystyle\int_0^\tau \mathrm{e}^{(1+\zeta)\tau}R_{mnk}(\tau)\mathrm{d}\tau\right) - \left(\displaystyle\int_0^\tau \tau\mathrm{e}^{(1+\zeta)\tau}R_{mnk}(\tau)\mathrm{d}\tau\right)\right) & \gamma_n = 0 \\[4pt] A^p_{mnk}(\tau) = \dfrac{\mathrm{e}^{-(1+\zeta)\tau}}{\alpha_{mnk}}\left(\left(\sinh(\alpha_{mnk}\tau)\displaystyle\int_0^\tau \mathrm{e}^{(1+\zeta)\tau}\cosh(\alpha_{mnk}\tau)R_{mnk}(\tau)\mathrm{d}\tau\right)\right. \\ \qquad\qquad \left.- \left(\cosh(\alpha_{mnk}\tau)\displaystyle\int_0^\tau \mathrm{e}^{(1+\zeta)\tau}\sinh(\alpha_{mnk}\tau)R_{mnk}(\tau)\mathrm{d}\tau\right)\right) & \gamma_n < 0 \end{cases}$$
$$(2\text{-}167)$$

然后,通过应用初始条件,时变系数 $A_{mnk}(\tau)$ 简化为方程 (2-167) 的特解。进一步,通过式 (2-158) 可以得到 $\theta(X, Y, Z, \tau)$,再通过式 (2-156) 描述的 θ 与 T 之间的关系,可获得温度场 T 的分布。至此,获得运动激光作用下的双曲型彭尼斯生物热传导方程的封闭解析解,其描述了激光运动热融过程中组织温度分布的空间和时间演化。

在上述解的基础上,可以进一步分析运动激光热源加热组织过程中,各参数对热场分布的影响。通过采用具有高斯型光斑的激光照射动物离体组织[30],并计算其表面温度场,可以得到激光运动速度 (v)、激光强度 (σ)、吸收散射系数 $(\mu = \mu_a + \mu_s)$、组织灌注率 (ϖ_b) 和热弛豫时间 (τ_q) 等 5 个参数对热场分布 $(T(t))$ 的影响。

结果表明,在移动热源作用下,组织的相对运动速度 (v) 和组织灌注率是产生温度变化的主要参数。具体包括如下四点[30]:

(1) 热损伤随热源移动速度 (v) 的增大而减小,即,随着激光运动速度的增加,组织的温度幅值降低。同时,激光运动速度越快,组织吸收热量的机会越小,组织的热损伤越轻微。

(2) 对于生物组织,热弛豫时间 τ_q 一般采取不同值 (一些研究认为是 $8 \sim 16\mathrm{s}$[31])。由于热流和温度梯度导致温度分布存在惯性效应,因此,热弛豫时间值的增大可能导致温度幅值的增大,伴随着冷却速率急剧下降。

(3) 激光分布函数 (σ) 值越小, 则激光光斑越小, 激光浓度越高, 吸收的热量集中在组织的局部点上, 从而该点将具有更高的温度。

(4) 由于彭尼斯生物热方程中灌注项的对流作用, 较高的组织灌注率 (ϖ_b) 可以减少组织内部的温度变化, 使温度分布更均匀。同时, 凝血区周围血灌注率的增加降低了热损伤和迟滞现象。

这些结果表明, 通过选择合适的激光速度 (v)、强度 (σ) 等参数, 可以控制温度分布的幅度、形状及热损伤范围等。

2.6　热损伤模型

在前述热场分布的基础上, 若给定正常和病变组织受热坏死的条件, 即可通过激光加热方式完成对病变组织的热融坏死治疗。本节介绍两种热损伤计算公式, 即热等效应剂量模型和厄瑞涅斯方程, 并给出二者之间的转换公式[32]。

2.6.1　热等效应剂量模型

在病变热融方法中, 判断组织坏死可以采用 "热等效应剂量模型" 评估方法[32-34], 即在保持 43℃ 的情况下, 以 "累积等效分钟 (cumulative equivalent minutes, CEM)" 为参数, 通过下式以时间为单位计算热剂量, 即

$$\text{CEM}_{43} = \sum_{i=1}^{N} t_i \cdot [R_{\text{CEM}}]^{43-T_i} \tag{2-168}$$

或

$$\text{CEM}_{43} = \int_0^\tau [R_{\text{CEM}}]^{43-T(t)} \mathrm{d}t \tag{2-169}$$

式中, N 为采集的温度样本数; T_i 为测量时长内的平均温度; t_i 为每个采样周期的持续时间。对于大多数生物组织[32], 当温度超过 43℃ 时, R_{CEM} 值为 0.5; 当暴露温度低于 43℃ 时, R_{CEM} 值为 0.25。例如, 肝脏组织的临界热剂量 $\text{CEM}_{43} = 340\text{min}$, 即肝脏组织在 43℃ 保持 340min 后即产生不可逆的坏死。

热等效剂量方法直观且简洁, 但也存在一些缺点[32]。首先, 尽管它来自厄瑞涅斯模型, 但它构成了一个比较性的参数而不是预测性参数, 即它归一化了时变热演化过程, 以时间为单位统一了所有种类组织的损伤程度, 从而可以共同基础比较不同治疗方法。但该方法不能给出组织受损的具体情况, 对于需要观察加热后组织变化的情况不适用。其次, 热等效剂量方法没有提供关于消融过程组织变化的直接信息, 例如, 胶原蛋白可以长时间暴露在 43℃ 下而不显示任何热变化的迹象, 而热等效剂量方法难以解释这种情况。再次, 热等效剂量方法不能与定量的评估手段相比较, 后者如组织学切片方法, 其可得到以百分比形式表示的定量损伤程度。最后, 热等效剂量方法不是概率模型, 因此, 其不能与实验结果进行比较。更有用的模型或者是一个可以预测损伤程度的定量模型, 或者是一个概率模型。定量模型可以直接与测量到的荧光强度或组织学切片中观察到的损伤程度进行比较, 以判定组织是否损伤。对于进展中的损伤程度难以测量, 但损伤完毕的结果易于确定。对于损

伤结果发生频率与温度有明显相关性的情况，概率模型可以与实验中观察到的确认损伤发生的频率相比较，以判定组织是否损伤。

2.6.2 厄瑞涅斯热损伤模型

激光照射生物组织的热作用效果是通过组织内累积的热剂量来量化的[30]。对于给定的瞬态温度 $T(t)$，生物组织累积热损伤可以通过具有无量次损伤函数 $\Omega(\tau)$ 的厄瑞涅斯模型进行预测[35-36]：

$$\Omega(\tau) = \int_0^\tau A \mathrm{e}^{-\frac{E_a}{RT}} \mathrm{d}t \tag{2-170}$$

或

$$\Omega(X, Y, Z, \tau) = \int_0^\tau A \mathrm{e}^{-\frac{E_a}{RT(X,Y,Z,\tau)}} \mathrm{d}t \tag{2-171}$$

式中，A 为频率因子 (s^{-1})；E_a 为能量势垒 $(\mathrm{J/mol})$，即蛋白质变性反应的活化能，A 和 E_a 需要通过试验确定；$R = (8.31\mathrm{J}/(\mathrm{mol} \cdot \mathrm{K}))$ 为气体常数；T 为组织的绝对温度 (K)；τ 为总实验时间 (s)。这些参数取决于组织的类型。在缺乏有关组织受损特性的数据时，一般假定健康组织和热损伤组织具有类似的材料特性[30]。

损伤函数 $\Omega(X, Y, Z, \tau)$ 表示时刻 τ 组织内 (X, Y, Z) 点的组织损伤程度。因此，可以通过对组织内所有点的损伤评估，给出组织损伤状态的整体情况。假设组织热损伤的几个标准为 40℃(舒适)，$60 \sim 100$℃(凝固)，100℃(蒸发) 和大于 100℃(碳化)。另外，100℃ 以上的温度可导致组织沸腾和空化，并可导致不确定和不可预测的病变生长。$\Omega(\tau)$ 值大于 1 时，组织损伤程度更高，完全坏死[30]。在相同的温度下，一小时的加热与几秒钟的加热产生的结果截然不同，长时间暴露会造成热损伤的温度在短时间内可能是可以忍受的。因此，仅从温度角度提供热损伤阈值是没有意义的，因为暴露的时间同样重要，在讨论热损伤时必须包括在内。

此外，由式 (2-171) 观察到特定热损伤标记物 (或相对损伤等级) 的概率[37] 为

$$P(\%) = 100(1 - \mathrm{e}^{\{\Omega\}}) \tag{2-172}$$

该概率可以用来评估组织整体损伤的程度。

2.6.3 模型间转化关系

厄瑞涅斯模型和热等效剂量模型是预测热损伤最常用的两种模型。热等效剂量模型根本上来源于厄瑞涅斯模型，在低于 50℃ 的温度下，这两个模型的预测吻合得很好。但由于各种假设和简化的原因，导致了两种模型对同一温度演化产生不同的预测结果。在温度高于 50℃ 的情况下，常用的常数 $R = 0.5$ 的热等效剂量模型预测的热阈值远低于厄瑞涅斯模型预测的热阈值。因此，在温度高于 50℃ 的热融手术中，使用传统的热等效剂量模型 (即 $R = 0.5$) 来预测热损伤是不合适的[38]。通过对热等效剂量模型方法和厄瑞涅斯模型方法两者关系的深入分析，可获得两个模型之间的转换方法[32]。

由于 $R_{\mathrm{CEM}}(\min)$ 描述的是相对曝光时间而不是反应速率，即 R_{CEM} 是温度升高 1℃ 时达到等效应剂量所需时间的比例，它与厄瑞涅斯系数有关，即

$$R_{\mathrm{CEM}} = \mathrm{e}^{-\frac{E_a}{RT(T+1)}} \tag{2-173}$$

此关系可通过在式 (2-171) 中进行以下设置获得

$$\begin{cases} \Omega_1 = \Omega_2 \\ T_1 = T_2 + 1 \\ R_{\text{CEM}} = \tau_2/\tau_1 \end{cases} \tag{2-174}$$

然而，仅凭 R_{CEM} 是不足以从热等效剂量模型参数推导出厄瑞涅斯模型系数的。注意，R_{CEM} 不包含关于 A 的信息。在给定 R_{CEM} 和另外一个时间常数 $D_0(T)$ 的情况下，可以通过式 (2-171) 计算出 A 和 E_a 值。

至此，结合给定热场的时间演化规律以及上述热坏死判定公式，即可定量完成人体组织的热坏死治疗。

2.7　生物组织热参数实验测量方法

生物组织热参数取决于生物组织的成分及其分布状态，是生物组织在测试状态下的瞬时特性和长期状态下的平均特性。通过实验等方式获取的热参数数值对基于数学模型得到的热场分布仿真结果的正确性有根本性的影响。典型生物组织热参数如表 2-2 所示。需要注意的是，生物组织热参数根据组织状态的不同会有很大差异，当以离体组织为对象进行生物组织热参数实验测定时，由于离体组织和活体组织的含水量、血液流动与否、温度变化等方面存在差异，生物组织热参数的测试结果存在较大波动。例如，生物组织的热导率是温度的线性函数[39] 而并非定常值。鉴于测试数据的上述特点，需要考虑组织在参数测量状态和参数应用状态之间的差异，避免因为测量和应用之间生物组织状态差异过大导致对热场预测伴有过大误差。因此，研究生物组织热参数的在线获取是提高热场预测精度的关键途径之一。本节介绍生物组织热参数测试实验，主要包括生物组织热导率、血液灌注和热扩散率等参数。一些建模方法由于建模机理所致，如广义双相滞后方程，对参数测量精度要求较高，对此类要求精密测量的生物组织热参数在测试精度和方法上需要特别注意，以保证最终仿真结果的有效性。

表 2-2　人体组织传热方程涉及参数设定[40]

参数	公式	单位
血液密度	ρ_{blood}	1000kg/m^3
血比热	C_{blood}	$4200\text{J/(kg} \cdot \text{K)}$
动脉血温度	T_{blood}	310.15K
皮肤热导率	K_{skin}	$0.2\text{W/(m} \cdot \text{K)}$
皮肤密度	ρ_{skin}	1200kg/m^3
皮肤比热	C_{skin}	$3600\text{J/(kg} \cdot \text{K)}$
皮肤血液灌注率	$W_{b_{\text{skin}}}$	$3\text{e}^{-3}\text{1/s}$
病变热导率	K_{tumor}	$0.5\text{W/(m} \cdot \text{K)}$
病变密度	ρ_{tumor}	1050kg/m^3
病变比热	C_{tumor}	$3600\text{J/(kg} \cdot \text{K)}$
病变血液灌注率	$W_{b_{\text{tumor}}}$	$6\text{e}^{-3}\text{1/s}$
吸收系数	μ_a	500cm^{-1}
传热系数	h_{conv}	$10\text{W/(m}^2 \cdot \text{K)}$

生物组织热参数测量方法主要包括圆柱热线法[39]、热脉冲衰减 (thermal pulse decay, TPD) 法、稳态法、瞬态热线法、激光闪光扩散率法和瞬态平面源法等。热敏探头制备的关键在于如何实现良好的接触和较高的换能器灵敏度。玻璃探头热敏电阻和金属探头热敏电阻可以采用球形探头。虽然较大的探针对热导率更敏感，但探针形状的设计也应考虑减少插入创伤。此外，使用多个热敏电阻易于实现协同加热，增加有效测量体积，并减少探头与组织的接触误差。因此，对于大型组织样本，可以采用多个热敏电阻并联的方式测量。另外，对制备的探头进行校准也是保证使用探头测试的数据具有理想精度的关键环节之一[11]，不可省略。

导热系数的测量存在一些规律，主要包括：在合适范围内，导热系数是温度的线性函数，且导热系数的变化是可逆的。然而，当组织温度超过一定值时，如 55℃[37]，会发生不可逆的导热系数变化。此外，与离体失活组织相比，活体组织的导热系数更高，主要由于血液灌注在活体组织热传递方面发挥了主导作用[37]。获取组织热参数的实验方法有多种，不同测量方法因测量原理、所用仪器和数值处理方法等因素，会导致数值结果上存在差异。红外测量[1] 也是一种热分布测量方式，但由于测量原理限制，只能测量观察区域内的组织表面，不能深入组织内部。所以，红外测量必须同能深入体内的测量方法所获得的温度信息进行融合，以提高测量精度。可以通过在已知热参数的介质中操作检测探针，来评估导热系数和扩散率的准确性[39]。

本 章 小 结

本章通过实验和理论方法对激光-组织交互机理进行了建模，并提供了理论模型的解析解、半解析解和数值解法。实验模型形式简单、计算量小，而理论模型形式复杂，计算量大。然而，由于实际生物组织的构成和空间分布复杂且不规则的特点，很难建立精准的模型。两种损伤模型提供坏死组织所在区域位置信息，使运动激光光源可不断处理未坏死的病变区域，最终完成治疗。

参 考 文 献

[1] JAUNICH M, RAJE S, KIM K, et al. Bio-heat transfer analysis during short pulse laser irradiation of tissues[J]. International Journal of Heat and Mass Transfer, 2008, 51(23-24): 5511-5521.

[2] VOGEL A, VENUGOPALAN V. Mechanisms of pulsed laser ablation of biological tissues[J]. Chemical Reviews, 2003, 103(2): 577-644.

[3] SU B, TANG J, LIAO H. Automatic laser ablation control algorithm for a novel endoscopic laser ablation end effector for precision neurosurgery[C]// 2015 IEEE/RSJ International Conference on Intelligent Robots and Systems. Hamburg: IEEE, 2015: 4362-4367.

[4] PENNES H H. Analysis of tissue and arterial blood temperatures in the resting human forearm[J]. Journal of Applied Physiology, 1948, 1(2): 93-122.

[5] Cattaneo C. Sur une forme de l′équation de la chaleur elinant le paradoxe d′une propagation instantance. CR. Acad[J]. Science, 1958, 247:431-432.

[6] VERNOTTE P. Les paradoxes de la theorie continue de l'equation de la chaleur[J]. Compt. Rendu, 1958, 246: 3154-3155.

[7] EZZAT M A, ALSOWAYAN N S, AL-MUHIAMEED Z I A, et al. Fractional modelling of pennes' bioheat transfer equation[J]. Heat and Mass Transfer, 2014, 50(7): 907-914.

[8]　KUMAR D, SINGH S, RAI K N. Analysis of classical fourier, SPL and DPL heat transfer model in biological tissues in presence of metabolic and external heat source[J]. Heat and Mass Transfer, 2016, 52(6): 1089-1107.

[9]　AHMADIKIA H, FAZLALI R, MORADI A. Analytical solution of the parabolic and hyperbolic heat transfer equations with constant and transient heat conditions on skin tissue[J]. International Communications in Heat and Mass Transfer, 2012, 39(1): 121-130.

[10]　TZOU D Y. Macro-to microscale heat transfer: the lagging behavior[M]. Hoboken: John Wiley & Sons, 2014.

[11]　VALVANO J W. Thermal property measurements[J]. Theory and Applications of Heat Transfer in Humans, 2018, 1: 333-354.

[12]　MAJCHRZAK E. A numerical analysis of heating tissue using the two-temperature model[J]. WIT Transactions on Engineering Sciences, 2014, 83: 477-488.

[13]　KUMAR P, KUMAR D, RAI K N. A mathematical model for hyperbolic space-fractional bioheat transfer during thermal therapy[J]. Procedia Engineering, 2015, 127: 56-62.

[14]　SINGH J, GUPTA P K, RAI K N. Solution of fractional bioheat equations by finite difference method and HPM[J]. Mathematical and Computer Modelling, 2011, 54(9-10): 2316-2325.

[15]　AHMED E M, BARRERA F J, EARLY E A, et al. Maxwell's equations-based dynamic laser-tissue interaction model[J]. Computers in Biology and Medicine, 2013, 43(12): 2278-2286.

[16]　LIU J. Preliminary survey on the mechanisms of the wavelike behaviors of heat transfer in living tissues[J]. Forschung im Ingenieurwesen, 2000, 66(1): 1-10.

[17]　LIU J, CHEN X, XU L X. New thermal wave aspects on burn evaluation of skin subjected to instantaneous heating[J]. IEEE Transactions on Biomedical Engineering, 1999, 46(4): 420-428.

[18]　CHEN M M, HOLMES K R. Microvascular contributions in tissue heat transfer[J]. Annals of the New York Academy of Sciences, 1980, 335(1): 137-150.

[19]　HUANG H W, HORNG T L. Bioheat transfer and thermal heating for tumor treatment[M]. Cambridge: Academic Press, 2015.

[20]　HRISTOV J. Bio-heat models revisited: concepts, derivations, nondimensalization and fractionalization approaches[J]. Frontiers in Physics, 2019, 7: 189.

[21]　FUENTES D, FENG Y, ELLIOTT A, et al. Adaptive real-time bioheat transfer models for computer-driven MR-guided laser induced thermal therapy[J]. IEEE Transactions on Biomedical Engineering, 2010, 57(5): 1024-1030.

[22]　SINGH R, SAXENA N S, CHAUDHARY D R. Simultaneous measurement of thermal conductivity and thermal diffusivity of some building materials using the transient hot strip method[J]. Journal of Physics D: Applied Physics, 1985, 18(1): 1.

[23]　YOUSSEF H M, ALGHAMDI N A. The exact analytical solution of the dual-phase-lag two-temperature bioheat transfer of a skin tissue subjected to constant heat flux[J]. Scientific Reports, 2020, 10(1): 1-16.

[24]　MANNS F, BORJA D, PAREL J, et al. Semianalytical thermal model for subablative laser heating of homogeneous nonperfused biological tissue: application to laser thermokeratoplasty[J]. Journal of Biomedical Optics, 2003, 8(2): 288-297.

[25]　KUMAR D, RAI K N. A study on thermal damage during hyperthermia treatment based on DPL model for multilayer tissues using finite element Legendre wavelet Galerkin approach[J]. Journal of Thermal Biology, 2016, 62: 170-180.

[26]　DEHGHAN M, SABOURI M. A spectral element method for solving the Pennes bioheat transfer equation by using triangular and quadrilateral elements[J]. Applied Mathematical Modelling, 2012, 36(12): 6031-6049.

[27]　DENG Z S, LIU J. Monte Carlo method to solve multidimensional bioheat transfer problem [J]. Numerical Heat Transfer: Part B: Fundamentals, 2002, 42(6): 543-567.

[28]　BOURANTAS G C, GHOMMEM M, KAGADIS G C, et al. Real-time tumor ablation simulation based on the dynamic mode decomposition method[J]. Medical Physics, 2014, 41(5): 053301.

[29]　TALAEE M R, KABIRI A. Exact analytical solution of bioheat equation subjected to intensive moving heat source[J]. Journal of Mechanics in Medicine and Biology, 2017, 17(05): 1750081.

[30]　KABIRI A, TALAEE M R. Thermal field and tissue damage analysis of moving laser in cancer thermal therapy[J]. Lasers in Medical Science, 2021, 36(3): 583-597.

[31]　TUNG M M, TRUJILLO M, MOLINA J A L, et al. Modeling the heating of biological tissue based on the hyperbolic, heat transfer equation[J]. Mathematical and Computer Modelling, 2009, 50(5-6): 665-672.

[32] PEARCE J A. Models for thermal damage in tissues: processes and applications[J]. Critical Reviews™in Biomedical Engineering, 2010, 38(1): 1-20.

[33] WHELAN W M, WYMAN D R. Dynamic modeling of interstitial laser photocoagulation: implications for lesion formation in liver in vivo[J]. Lasers in Surgery and Medicine, 1999, 24(3): 202-208.

[34] SAPARETO S A, HOPWOOD L E, DEWEY W C, et al. Effects of hyperthermia on survival and progression of Chinese hamster ovary cells[J]. Cancer Research, 1978, 38(2): 393-400.

[35] PEARCE J A. Relationship between Arrhenius models of thermal damage and the CEM 43 thermal dose[C]// International Society for Optics and Photonics, San Jose: SPIE BiOS, 2009: 718104.

[36] HENRIQUES F C, MORITZ A R. Studies of thermal injury, I. The conduction of heat to and through skin and the temperatures attained therein. A theoretical and an experimental investigation[J]. The American Journal of Pathology, 1947, 23(4): 530.

[37] PEARCE J. Mathematical models of laser-induced tissue thermal damage[J]. International Journal of Hyperthermia, 2011, 27(8): 741-750.

[38] HE X, BHOWMICK S, BISCHOF J C. Thermal therapy in urologic systems: a comparison of Arrhenius and thermal isoeffective dose models in predicting hyperthermic injury[J]. Journal of Biomechanical engineering, 2009, 131(7): 074507.

[39] BHATTACHARYA A, MAHAJAN R L. Temperature dependence of thermal conductivity of biological tissues[J]. Physiological Measurement, 2003, 24(3): 769.

[40] SHURRAB K M, EI-DAHER M S. Simulation and study of temperature distribution in living biological tissues under laser irradiation[J]. Journal of Lasers in Medical Sciences, 2014, 5(3): 135.

第 3 章　激光治疗终端及投送系统

3.1　引　　言

微创治疗使用的激光，一般采用光纤作为其物理传输媒介，以对病变组织施加光热作用。医用激光光纤直径主要介于 0.3 ~ 1mm 之间。同时，石英光纤因具有弯曲半径有限的特性而无法任意弯曲。因此，需要设计激光加热消融系统的治疗终端和柔性或穿刺型投送机构，以完成对光纤及其所承载的能量的投送。

本章内容包括激光治疗系统终端结构设计和投送系统结构设计两部分。前者包括弹性体驱动激光消融终端、刚性张闭型激光消融终端、球关节驱动激光消融终端等。后者包括人体腔道内激光投送装置和实体组织激光投送装置两类。人体腔道内激光投送装置包括自然腔道软体投送机器人设计和可伸缩连续体机器人投送系统设计。

3.2　激光终端结构

3.2.1　弹性体驱动激光消融终端

激光治疗终端需要具有灵活的方向调整能力，以完成高精度的激光能量投送。同时，激光治疗终端在体内工作过程中以及在通过腔道到达病变点的过程中，常常与体内脆弱的黏膜等软组织产生触碰和滑移。这种情况下，刚性终端机构设计对软组织有潜在的伤害可能。因此，若既具备方向调整能力，又兼具一定的被动保护能力，则此类激光消融终端将是更加有效合理的激光热融器械。

弹簧等金属弹性体能灵活地传递力和力矩，也能改变力和力矩的方向。当弹簧接触物体时，它会产生一定变形，减少对物体的冲击。当弹簧与软组织相互作用时，弹簧的这些特性有利于保护软组织免受潜在伤害。同时，弹簧的全向弯曲特性可用于提供旋转自由度。本节提供了一种多自由度的弹性体驱动激光消融终端[1]，该消融终端主要包括一组弹簧及与之相连的软轴等部件，采用四根弹簧实现系统的多自由度，四根软轴用以改变弹簧的位置。下面主要介绍该消融终端的机械结构和运动学模型。

1. 机械结构

弹性体驱动激光消融终端主要由四个弹簧和辅助机械部件组成，具体包括终端外壳、终端前端、一组弹簧、一组拉杆、终端基座、固定螺栓和一组软轴。同轴线的拉杆、弹簧与软轴构成一组，共含四组，如图 3-1 所示。治疗光纤与该终端整体的中轴线同轴，未在图 3-1 中标出。弹性体驱动激光消融终端结构展开如图 3-2 所示。

弹性体驱动激光消融终端的运动过程如下。首先，依据期望的终端前端姿态，反向计算拉杆所需前后移动的距离。同时，根据结构参数关系，通过拉杆移动距离确定软轴所需旋转的角度。其次，每个弹簧都会在相应的拉杆和前端组织所施加的力的作用下变形。最后，由于弹簧传递力，终端前端将处于设定姿态，具体为设定的终端前端的空间指向。弹簧的胡克系数可以根据弹性体驱动激光消融终端与器官 (工具–组织) 之间的最大相互作用位移和允许力的取值范围来确定。

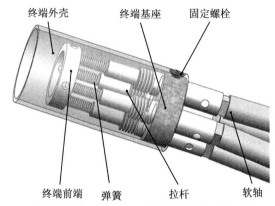

图 3-1　弹性体驱动激光消融终端整体结构

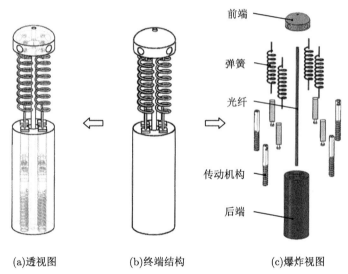

(a)透视图　　　　(b)终端结构　　　　(c)爆炸视图

图 3-2　弹性体驱动激光消融结构拆分和爆炸视图

2. 运动学模型

假设弹簧的运动是缓慢的。因此，忽略了弹簧的动态效应。坐标系 $O\text{-}XYZ$ 的原点 O 位于光纤轴与平面 $\varGamma$ 的交点处。四个弹簧的底端分别为 B_1、B_2、B_3 和 B_4，四个弹簧的前端分别为 U_1、U_2、U_3 和 U_4。坐标系 $O\text{-}XYZ$ 的 X 轴和 Y 轴与分别与矢量 $\overrightarrow{B_2B_1}$ 和 $\overrightarrow{B_1B_3}$ 平行。弹簧的平移距离为 δ_1、δ_2、δ_3 和 δ_4。该模型的原理图如图 3-3 所示。

定义局部坐标系 $\bar{O}\text{-}\bar{X}\bar{Y}\bar{Z}$，其原点位于前端的中心，其三个坐标轴与坐标系 $O\text{-}XYZ$ 的对应坐标轴正方向相同，如图 3-3(a) 所示，即弹簧处于初始状态且拉杆的平移距离均为零。前端中心的位置为 $\{x, y, z\}$，前端平面相对于水平面的偏航角和俯仰角分别为 $\{\phi, \theta, \psi\}$。

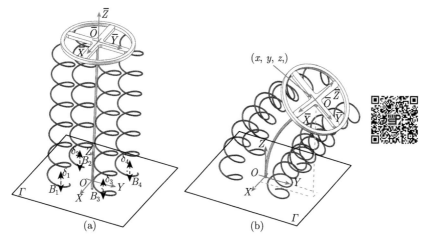

图 3-3　弹性体驱动激光消融终端简化数学模型

为了将前端驱动到一对所需的位置和方向，控制输入 $U = \{U_1, U_2, U_3, U_4\}$ 是 B_1、B_2、B_3 和 B_4 的位置。弹簧底端的坐标为 $B_1 = \{\overline{d}, -\overline{d}, u_1\}$，$B_2 = \{-\overline{d}, -\overline{d}, u_2\}$，$B_3 = \{-\overline{d}, \overline{d}, u_3\}$ 和 $B_4 = \{\overline{d}, \overline{d}, u_4\}$，其中，$\overline{d}$ 是由机械设计确定的恒定距离。在初始状态下，弹簧上端的坐标为 $\overline{U}_1 = \{\overline{d}, -\overline{d}, \overline{H}\}$，$\overline{U}_2 = \{-\overline{d}, -\overline{d}, \overline{H}\}$，$\overline{U}_3 = \{-\overline{d}, \overline{d}, \overline{H}\}$ 和 $\overline{U}_4 = \{\overline{d}, \overline{d}, \overline{H}\}$，其中，$\overline{H}$ 是弹簧的自然长度。假设弹簧只存在轴向变形，则弹簧变形的力和力矩分析如图 3-4 所示。

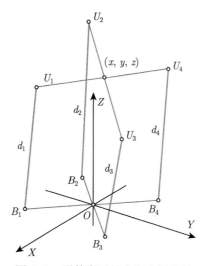

图 3-4　弹簧变形的力和力矩分析

通过使用位置 $\{x, y, z\}$ 和前端的方向 $\{\phi, \theta, \psi\}$，可以得到弹簧上端的位置如下：

$$U_1 = \begin{pmatrix} d\sin\phi\cos\psi - d\cos\theta\sin\phi\sin\psi + d\cos\phi\left(\cos\psi + \cos\theta\sin\psi\right) + \overline{h}_x \\ -d\cos\theta\cos\psi\left(\cos\phi - \sin\phi\right) + d\cos\phi\sin\psi + d\sin\phi\sin\psi + \overline{h}_y \\ -d\cos\phi\sin\theta + d\sin\theta\sin\phi + \overline{h}_z \end{pmatrix} \tag{3-1}$$

$$U_2 = \begin{pmatrix} d\sin\phi\cos\psi + d\cos\theta\sin\phi\sin\psi + d\cos\phi\left(\cos\theta\sin\psi - \cos\psi\right) + \overline{h}_x \\ -d\cos\theta\cos\psi\left(\cos\phi + \sin\phi\right) - d\cos\phi\sin\psi + d\sin\phi\sin\psi + \overline{h}_y \\ -d\cos\phi\sin\theta - d\sin\theta\sin\phi + \overline{h}_z \end{pmatrix} \tag{3-2}$$

$$U_3 = \begin{pmatrix} -d\sin\phi\cos\psi + d\cos\theta\sin\phi\sin\psi - d\cos\phi\left(\cos\theta\sin\psi + \cos\psi\right) + \overline{h}_x \\ d\cos\theta\cos\psi\left(\cos\phi - \sin\phi\right) - d\cos\phi\sin\psi - d\sin\phi\sin\psi + \overline{h}_y \\ d\cos\phi\sin\theta - d\sin\theta\sin\phi + \overline{h}_z \end{pmatrix} \tag{3-3}$$

$$U_4 = \begin{pmatrix} -d\sin\phi\cos\psi - d\cos\theta\sin\phi\sin\psi + d\cos\phi\left(\cos\psi - \cos\theta\sin\psi\right) + \overline{h}_x \\ d\cos\theta\cos\psi\left(\cos\phi + \sin\phi\right) + d\cos\phi\sin\psi - d\sin\phi\sin\psi + \overline{h}_y \\ d\cos\phi\sin\theta + d\sin\theta\sin\phi + \overline{h}_z \end{pmatrix} \tag{3-4}$$

式中, U_1、U_2、U_3 和 U_4 是弹簧上端的坐标, $\overline{H} = \left\{ \overline{h}_x, \overline{h}_y, \overline{h}_z \right\}$。因此, 四个弹簧的上端和下端之间的距离为

$$\delta_i = \|B_i U_i\| \quad i = 1, 2, 3, 4 \tag{3-5}$$

接下来分析模块的受力和扭矩情况。对于静态系统, 还应保证力和转矩关系。忽略光纤的弹性系数和弹簧弯曲引起的横向变形。弹簧的胡克系数为 k_i, $i = 1, 2, 3, 4$。

下面推导模型的方程。根据胡克定律, 弹簧的力为 $-k_i \delta_i$, $i = 1, 2, 3, 4$。弹簧力的方向是 $\overrightarrow{B_i U_i}$, $i = 1, 2, 3, 4$。

$$l = \overrightarrow{MN} \cdot \frac{u \times v}{|u \times v|} \tag{3-6}$$

关于轴 OX、OY 和 OZ 的扭矩平衡方程分别为

$$\begin{cases} \sum\limits_{i=1}^{4} k_i \delta_i l_{x_i} = 0 \\ \sum\limits_{i=1}^{4} k_i \delta_i l_{y_i} = 0 \\ \sum\limits_{i=1}^{4} k_i \delta_i l_{z_i} = 0 \end{cases} \tag{3-7}$$

式中, l_{x_i}、l_{y_i} 和 l_{z_i}, $i = 1, 2, 3, 4$ 分别是相对于轴 OX、OY 和 OZ 的弹簧力扭矩臂。

弹簧力的平衡条件为

$$\begin{cases} \sum\limits_{i=1}^{n} k_i \delta_i \left(\overrightarrow{U_i B_i} \cdot \overrightarrow{i} \right) = 0 \\ \sum\limits_{i=1}^{n} k_i \delta_i \left(\overrightarrow{U_i B_i} \cdot \overrightarrow{j} \right) = 0 \\ \sum\limits_{i=1}^{n} k_i \delta_i \left(\overrightarrow{U_i B_i} \cdot \overrightarrow{k} \right) = 0 \end{cases} \tag{3-8}$$

式中, $\overrightarrow{i}$、$\overrightarrow{j}$ 和 $\overrightarrow{k}$ 分别是沿 OX、OY 和 OZ 轴的单位向量。因此, 给定一组控制输入 U, 通过求解方程 (3-7) 和 (3-8) 可以得到 $\{x, y, z\}$ 和 $\{\phi, \theta, \psi\}$。

3.2.2 刚性张闭型激光消融终端

微创手术，如腹腔镜手术等，一般要求尽可能小开口。同时，手术器械到达病变附近的治疗位置时，又要求尽可能以较大的视野观察手术工具对组织的操作。同时满足结构非工作态小占位空间和结构工作态大占位空间两个要求，对包括激光治疗终端在内的微创手术器械提出了挑战。

1. 终端机械结构

由于平行四杆机构具有两种状态，即张开态和闭合态，且可通过选择不同结构参数实现张开态和闭合态下的直径（占位空间）之比，因此，在微创器械设计中，平行四杆机构或其变形机构，常作为终端构型的一种选项。一种具备这两个状态的刚性张闭型激光消融终端模块[2]结构原理如图 3-5 所示，由光纤，光纤卡套，牵引杆，光纤底座，包含上金属套和下金属套的固定金属套，成像传感器，光源，固定成像传感器、光源的成像传感器基座和一套包括多连杆及连接器的平行四杆机构组成。

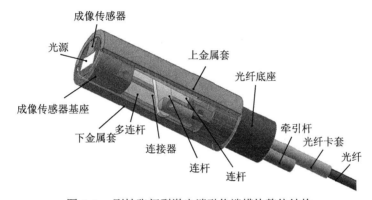

图 3-5　刚性张闭型激光消融终端模块整体结构

该激光消融终端模块的特点包括以下几个方面。首先，在投送该终端进入体内过程中，即该终端处于非工作态时，光纤和成像传感器分别固定在前端和后端，这种方式减小了该终端的直径，节省了空间，实现了医疗器械的小型化，满足微创手术的小创口要求。其次，光纤底座与柔性投送系统连接，弹性可伸缩连续体投送机器人的牵引杆与体外电机牵引的软轴连接。柔性投送系统控制该模块的轴线方向，即激光照射方向。通过对柔性投送系统和该激光消融终端的协调控制，实现高精度的激光消融手术。另外，该终端的打开状态为上金属套筒和下金属套筒前端成一定夹角方式张开。相反，即为闭合状态，即上金属套筒和下金属套筒形成一个圆柱体。打开状态下，激光在成像传感器的成像视野下对组织进行加热并观察组织状态。

各组成单元的具体连接方式介绍如下。平行四杆机构的一个旋转关节固定在光纤底座上，另一端固定在成像传感器基座上。平行四杆可以相对于底座旋转。光纤底座与成像传感器基座保持平行。拉杆的一端与平行四杆的一杆相连，另一端与后端电机牵引的软轴相连。光纤穿过光纤卡套，同时，光纤卡套固定在光纤基座上。当柔性轴拉动拉杆轴时，连杆带动平行四杆各连杆运动，此时，平行四杆驱动成像传感器基座远离光纤轴线，成像传感器视场覆盖光纤前端区域。

激光消融终端模块的三种状态如图 3-6 所示，即闭合态、过渡态和工作态。红色和蓝色区域分别代表激光束的照射区域和成像传感器的观察范围。相机光轴与该终端模块的主轴平行，因此，相机对正前方区域进行成像。可根据需要，将相机光轴和该终端的主轴设置成一定夹角，便于在前方固定范围内观察激光治疗区域。无论结构处于工作态或非工作态，成像传感器均处于观察状态。在结构非工作态，终端被投送至病变过程中，成像传感器的作用在于观察机器于投送通道的距离是否合适，避免伤害组织。同时，到达病变附近后，以较小占位空间的闭合态观察病变的形态和空间分布，以寻找最佳治疗方案，确定激光终端的最佳工作位置。

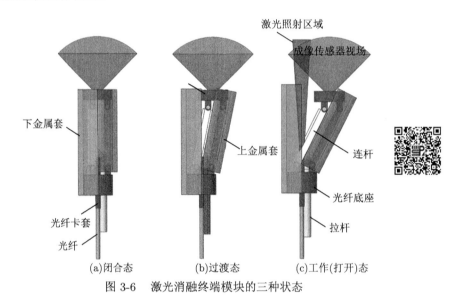

图 3-6　激光消融终端模块的三种状态

2. 采用刚性张闭型终端的激光治疗系统

采用该激光消融终端模块可以构建一种激光消融微创治疗机器人系统，该激光消融系统由电机、1064nm 波长 Nd:YAG 激光光源、激光消融终端模块、内窥镜弯曲部件、钢管、钢丝、机器人基座和计算机组成，且激光消融模块主要包括成像传感器和发光二极管 (light-emitting diode，LED) 光源组成。该激光消融治疗系统的原理如图 3-7 所示。其中，弯曲部件改变弯曲方向，其一端固定于激光消融模块上，另一端固定于钢管上。弯曲部件由四根钢丝控制，每两根钢丝为弯曲部件提供一个旋转自由度，四根钢丝控制两个旋转自由度。两个旋转自由度的旋转轴相互正交，实现了激光消融终端模块的俯仰和偏航运动。钢丝的另一端连接到控制钢丝收缩和伸长运动的直流电机。电机拉动钢丝，再由钢丝带动内窥镜弯曲段。弯曲部件的弯曲半径选择取决于机器人适应症所在器官的形态和尺寸。例如，若该激光消融终端用于成人大肠病变的治疗，弯曲部件的弯曲半径要小于大肠充气后的半径。激光光源在同一光路上配备了指示激光和消融激光。当指示激光确定被照射对象后，消融激光产生高温使病变组织凝固坏死。

该激光消融机器人系统的工作流程阐述如下。首先，打开成像传感器，保持平行四杆垂直于光纤底座，使内镜激光消融模块处于闭合状态。其次，外科医生在成像传感器采集到的影像引导下，操作内镜激光消融终端，使其到达病变部位。再次，当模块到达病变点后，外科医生调整内窥镜弯曲部件的姿态，进行多角度病变观察。在确认病变后，外科医生通过移动平行四杆机构，打开内窥镜激光消融模块的上金属套管。然后，医生打开引导激光，在成像传感器采集的图像引导下，医生将引导激光对准病变部位。在此过程中，通过运动控制算法，外科医生可以控制电机和软轴的运动，从而控制内窥镜弯曲部件的姿态。接下来，外科医生打开消融激光，通过成像传感器的实时显示，以目视效果方式消融病变，完成激光治疗。

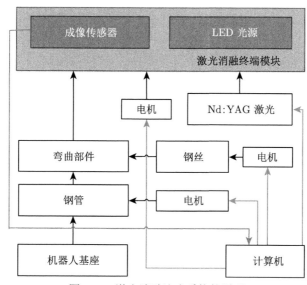

图 3-7　激光消融治疗系统的原理

3.2.3　球关节驱动激光消融终端

刚性张闭型激光消融终端不含控制激光方向的结构设计，将激光照射方向控制结构集成在终端将有助于灵活改变激光照射方向，提高激光热融治疗方法的灵活性。球关节驱动激光消融终端[3] 包括以下部件，即球关节前端、球关节基座、输运波长 1064nm 的 Nd:YAG 激光的治疗光纤、成像传感器、照明光纤、一组四根钢丝、金属环和作为外壳的金属管。该激光消融终端模块结构组成如图 3-8 所示。

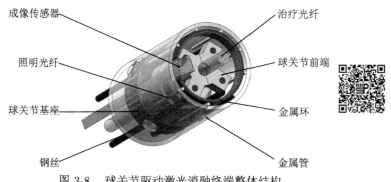

图 3-8　球关节驱动激光消融终端整体结构

治疗光纤的直径主要由所使用的激光功率决定。若选择最大输出功率几十瓦的激光，则治疗光纤一般选择玻璃光纤。例如，对于结直肠病变，可选择波长 1064nm 的 Nd:YAG 激光作为治疗工作介质，这种情况下，玻璃光纤直径可选择 600μm。照明光纤将 LED 光源传输到激光消融终端的前端，对欲治疗的组织进行成像。四根钢丝固定在球关节前端的安装孔上，控制球关节前端的两个方向旋转运动，钢丝穿越球关节基座的四个过孔，钢丝的另一端由直流电机驱动。金属环是一个缺口环，用来固定成像传感器。成像传感器被夹在金属环的缺口上。

球关节是激光转向系统的关键部件。球关节前端可以相对于球关节基座转动，有利于观察更复杂的空间曲面。该球关节具有两个旋转自由度，可以提供俯仰角和偏航角。光纤安装在球关节之间的过孔处，光纤轴线与球关节过孔轴线同轴。球关节基座有开孔，是成像传感器细导线通往外部计算机控制系统的通道，如图 3-8 所示。光纤可通过旋转到达的指向范围如图 3-9 中的紫色透明锥体所示。其中，图 3-9(a) 为非偏转状态下光纤位置，图 3-9(b) 为激光光纤处于最大偏转角状态，图 3-9(c) 为光纤处于最大偏转角状态的后视图。最大方向角 α，即光纤偏离中心轴的角度，由所选择直径的光纤的可弯曲力学性能决定。过小的弯曲半径会导致光纤的折断。

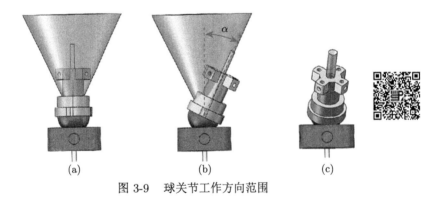

(a)　　　　　　　　(b)　　　　　　　　(c)

图 3-9　球关节工作方向范围

激光消融终端可以安装在给定的投送装置的前端，其用法如下。首先，激光消融终端通过投送装置移动到内部器官，如结肠和食道。其次，当激光消融终端到达目标组织附近时，利用成像传感器获取异常组织图像。然后，外科医生或自动激光照射算法根据病变分析，确定治疗规划方案，包括激光光斑照射位置及轨迹和激光功率及照射时间等激光参数。最后，实施治疗规划方案，凝固病变组织，完成病变的激光热融治疗。

3.3　腔道内激光投送机器人系统

对于腔道内疾病的激光治疗，在仅有激光治疗终端和多自由度机械臂系统的情况下，激光难以到达体内的病变区域。在这种情况下，需要设计依据腔道的空间形态，进行灵活变形的腔道内激光投送机器人系统。

3.3.1　线驱动可伸缩连续体投送机器人

对于复杂腔道内病变治疗，不仅要求机器人具有弯曲能力以适应腔道空间形态，同时也要应对治疗过程中由于呼吸心跳等体内器官的运动而带来的病变位置的改变。因此，兼具弯曲和伸缩能力的机器人是理想的治疗载体。基于拉线驱动方法的可同时伸缩弯曲的连续体机器人[4]可作为上述问题的一种解决途径。

1. 机械设计

首先，介绍机器人的拉伸原理。总体而言，机器人的长度变化通过控制四条拉线的运动实现。其中两条拉线用于实现机器人长度压缩，另外两条拉线用于机器人伸长。当四条拉线均固定不动时，机器人的总长度保持不变。伸缩结构由前段、中段、后段三根软管，四根拉线和空心金属环组成，如图 3-10 所示。三根软管均具有弹性，但三者直径不等。前段软管和后段软管直径相同，且均大于中段软管直径。前段软管和后段软管在外侧包围中段软管。后段软管同时作为三者的基座。前段软管与中段软管之间、中段软管与后段软管之间均可以实现自由的相对运动。通过拉线来控制三根软管的相对位置，以实现该机器人的伸缩运动。

中段软管和后段软管之间的相对运动如图 3-10(a) 和 (b) 所示，中段软管和前段软管之间的相对运动如图 3-10(a) 和 (c) 所示。该机器人的伸长方法有三种，包括单独拉伸拉线 1、单独拉伸拉线 3 或同时拉伸拉线 1 和拉线 3。同样，该机器人的收缩方式也有三种，包括单独回拉拉线 2、单独回拉拉线 4 或同时回拉拉线 2 和拉线 4。拉线 1 的前端固定在中段软管的前端。拉线 2 的前端固定在前段软管的底端。拉线 3 的前端固定在中段软管的底端。拉线 4 的前端固定在前段软管的底端。前段软管的底端、中段软管的前端和底端、后段软管的前端均有开孔。开孔外包保护性空心金属环，达到使开孔硬化的目的，以防止三段软管的弹性软材料被拉线往复运动破坏。同时，相对于弹性软材料，金属材料也可以减小与拉线之间的摩擦。

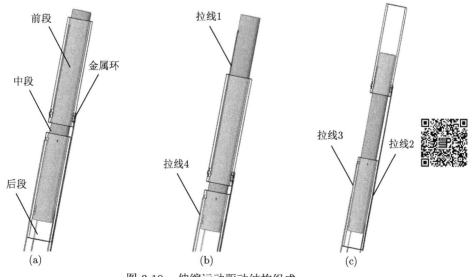

图 3-10　伸缩运动驱动结构组成

其次，介绍机器人的弯曲原理。实现弯曲运动的驱动结构组成如图 3-11 所示，主要包括前段软管、中段软管、后段软管、隔片和拉线。第一组四个间隔片 (图中紫色靠前) 固定于前段软管，第二组两个隔片 (图中黄色靠后) 固定于中段软管，第三组两个隔片 (图中紫色靠后) 固定于底部软管。第一组隔片上均匀分布三个开孔，第二组和第三组隔片上均匀分布六个开孔。六条拉线分为两组，分别固定于第一组隔片和第二组隔片位置对应的开孔处。六条拉线通过第三组隔片的六个开孔。通过拉动不同组合的六根拉线，机器人可以实现空间弯曲运动。

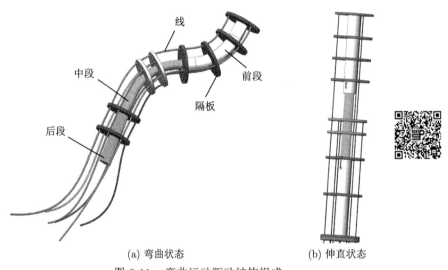

(a) 弯曲状态   (b) 伸直状态

图 3-11 弯曲运动驱动结构组成

2. 运动学模型

机器人的运动由两部分组成，包括由线驱动实现的每段的收缩和伸展运动，以及由线驱动实现的每段的弯曲运动。对弯曲运动的分析，可采用常曲率运动模型。以下分析每段的收缩和伸展运动模型。在两种运动分析的基础上，建立了连续体机器人的运动学模型。同时，需要注意的是，与传统的由刚性关节和连杆组成的串并联机器人不同，连续体机器人没有刚性的转动关节等部件。因此，分析刚性机器人运动的德纳维特·哈滕伯格 (Denavit-Hartenberg，D-H) 参数法不适用于这类机器人。运动学模型的分析是基于各管段弯曲时的常数曲率曲线假设。

分段的弯曲运动学模型，如图 3-12 所示。由于图 3-10 所示的前中后三段均采用等曲率，分析方法相同，故只分析了前段的运动学模型。设 $\{O_0\}$ 和 $\{O_1\}$ 分别表示基座坐标系和终端坐标系，基座坐标系附着在靠近前管底端的圆盘中心，终端坐标系附着在靠近前段前端的圆盘中心。ϕ 表示相对于 O_0Z_0 轴的旋转角度，θ 表示相对于恒定曲率中心的中心角，则该段的变换矩阵为

$$\boldsymbol{T} = \left[\frac{l}{\theta}\cos\phi(1-\cos\theta), \frac{l}{\theta}\sin\phi(1-\cos\theta), \frac{l}{\theta}\sin\theta\right]^{\mathrm{T}} \times \mathrm{Rot}(z,\phi)\,\mathrm{Rot}(y,\theta)\,\mathrm{Rot}(z,-\phi)$$

$$
= \begin{pmatrix}
c^2\phi c\theta + s^2\phi & c\phi s\phi(c\theta - 1) & c\phi s\theta & \dfrac{l}{\theta}c\phi(1 - c\theta) \\[2mm]
c\phi s\phi(c\theta - 1) & s^2\phi c\theta + c^2\phi & s\phi s\theta & \dfrac{1}{\theta}s\phi(1 - c\theta) \\[2mm]
-c\phi s\theta & -s\phi s\theta & c\theta & \dfrac{l}{\theta}s\theta \\[2mm]
0 & 0 & 0 & 1
\end{pmatrix}
\tag{3-9}
$$

式中，s 为 $\sin$ 函数的缩写；c 为 $\cos$ 函数的缩写；$\theta \in [0, \pi]$；$\phi \in [0, 2\pi]$；l 为分段的初始长度，即 $\widehat{O_0 O_1}$ 管段的长度。

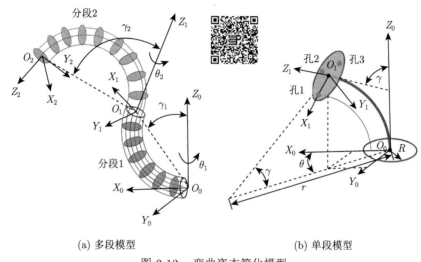

(a) 多段模型 (b) 单段模型

图 3-12 弯曲姿态简化模型

在逆运动学中，为了确定旋转角 θ 和 ϕ，采用以下步骤。终端坐标系的姿态可由以下的矩阵表示

$$
\boldsymbol{T}_H = \begin{pmatrix}
n_x & o_x & a_x & P_x \\
n_y & o_y & a_y & P_y \\
n_z & o_z & a_z & P_z \\
0 & 0 & 0 & 1
\end{pmatrix}
\tag{3-10}
$$

式中，P_x、P_y 和 P_z 为基座坐标系 $\{O_0\}$ 中前管前端中心点的坐标；n_x、n_y、n_z、o_x、o_y、o_z、a_x、a_y、a_z 是与 θ、ϕ 的无关的参数。

通过提取矩阵 $\boldsymbol{T}$ 和 $\boldsymbol{T}_H$ 的相应项，可以基于 P_x、P_y 和 P_z 的值来计算 θ 和 ϕ。确定 θ 和 ϕ 的详细步骤如下。

由图 3-12 中模型形式设定，参数 θ 和 ϕ 可以表示为

$$
\begin{cases}
\theta = \arccos a_z & \theta \in (0, \pi] \\[2mm]
\phi = \arctan\left(\dfrac{P_y}{P_x}\right) & \phi \in [0, 2\pi)
\end{cases}
\tag{3-11}
$$

则可得到该段拉线 l_1、l_2 和 l_3 的长度为

$$
\begin{cases}
l_1 = \theta(r - R\cos\phi) = l - \dfrac{RP_x}{\sqrt{P_x^2 + P_y^2}} \\[3mm]
l_2 = \theta\left[r + R\cos\left(\dfrac{\pi}{3} - \phi\right)\right] = l + \dfrac{R}{2\sqrt{P_x^2 + P_y^2}}\left(P_x + \sqrt{3}P_y\right) \\[3mm]
l_3 = \theta\left[r + R\cos\left(\dfrac{\pi}{3} + \phi\right)\right] = l + \dfrac{R}{2\sqrt{P_x^2 + P_y^2}}\left(P_x - \sqrt{3}P_y\right)
\end{cases}
\tag{3-12}
$$

绳长 l_1、l_2 和 l_3 的长度变化量 Δl_1、Δl_2 和 Δl_3 为

$$
\begin{cases}
\Delta l_1 = -\dfrac{RP_x}{\sqrt{P_x^2 + P_y^2}} \\[3mm]
\Delta l_2 = \dfrac{R}{2\sqrt{P_x^2 + P_y^2}}\left(P_x + \sqrt{3}P_y\right) \\[3mm]
\Delta l_3 = \dfrac{R}{2\sqrt{P_x^2 + P_y^2}}\left(P_x - \sqrt{3}P_y\right)
\end{cases}
\tag{3-13}
$$

在收缩或伸长后,牵引绳的实际长度为 $l_i{}'$, $i = 1, 2, 3$, 通过以下公式计算:

$$
l_i{}' = l + \Delta l_i
\tag{3-14}
$$

连续体机器人包含 $n(n = 1, 2, 3, \cdots)$ 个分段,通过迭代可以得到基座坐标系和末端执行器坐标系之间的齐次变换矩阵:

$$
{}^0\boldsymbol{T}_{2n-1} = {}^0T_1 \cdots {}^{2n-3}T_{2n-2}{}^{2n-2}T_{2n-1}
\tag{3-15}
$$

$$
{}^{2n-3}\boldsymbol{T}_{2n-2} = \mathrm{Rot}\left(z, \frac{\pi}{2n}\right) =
\begin{bmatrix}
\cos\left(\dfrac{\pi}{2n}\right) & -\sin\left(\dfrac{\pi}{2n}\right) & 0 & 0 \\[2mm]
\sin\left(\dfrac{\pi}{2n}\right) & \cos\left(\dfrac{\pi}{2n}\right) & 0 & 0 \\[2mm]
0 & 0 & 1 & 0 \\[1mm]
0 & 0 & 0 & 1
\end{bmatrix}
\tag{3-16}
$$

设 ϕ_n 表示第 n 段的旋转角度,θ_n 表示第 n 段的弯曲角度,则终端坐标可通过以下矩阵获得

$$
{}^{2n-2}\boldsymbol{T}_{2n-1} =
\begin{bmatrix}
c^2\phi_n c\theta_n + s^2\phi_n & c\phi_n s\phi_n\left(c\theta_n - 1\right) & c\phi_n s\theta_n & \dfrac{l}{\theta_n}c\phi_n\left(1 - c\theta_n\right) \\[3mm]
c\phi_n s\phi_n\left(c\theta_n - 1\right) & s^2\phi_n c\theta_n + c^2\phi_n & s\phi_n c\theta_n & \dfrac{l}{\theta_n}s\phi_n\left(1 - c\theta_n\right) \\[3mm]
-c\phi_n s\theta_n & -s\phi_n s\theta_n & c\theta_n & \dfrac{l}{\theta_n}s\theta_n \\[3mm]
0 & 0 & 0 & 1
\end{bmatrix}
\tag{3-17}
$$

3. 工作空间

利用上述运动学公式 (3-17) 计算连续体机器人的工作空间，采用的连续体机器人的模型参数如表 3-1 所示。通过对参数的调整，可以得到放大或者缩小尺寸的同构型机器人，以满足不同具体场景需求。

表 3-1 　一组连续体机器人的模型参数

编号	名称	长度/mm
1	总长度 (最短)	260.00
2	总长度 (最长)	340.00
3	圆盘直径	21.00
4	圆盘厚度	2.60
5	前端外径	16.05
6	中部外径	10.50
7	底部外径	16.05

单段和双段连续体机器人的工作空间分别如图 3-13(a) 和 (b) 所示，图中显示的工作空间均对应于机器人无负载状态。当机器人终端带有负载时，实际工作空间可以通过对上述工作空间模型进行修正获得。

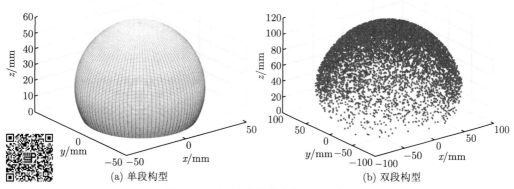

(a) 单段构型　　　　　　　　(b) 双段构型

图 3-13 　连续体机器人的工作空间

4. 运动性能试验

为验证该连续体机器人结构设计的可行性，建立了连续体机器人实物原型。原型由三段橡胶管、金属环、拉线和法兰组成。连续机器人的原型系统通过法兰连接方式固定在机械臂末端，在此基础上进行连续体机器人的负载性能测试以及伸缩性能测试。实验测试系统如图 3-14 所示。

首先，进行负载性能测试来检验是否能够使用一定质量的手术工具。在这组实验中，将不同质量的重物悬挂在机器人的前端，模拟手术工具负载。对于当前的原型系统，重物质量小于 70g 时，机器人均可实现预定的形态。红色水平线为自然空载状态中轴。当重量大于70g 时，原型机器人实际形态与预设形态间存在较大差异。对于激光投送任务，由于光纤和伴随的微型成像传感器等为轻量负载，该原型系统所具有的负载能力可以满足将其投送到预定位置的能力。进一步，可以通过改变材料的弹性模量、定制软管以获得更好的管径匹配关系等方式改善该连续体机器人的负载性能。然后，进行伸缩性能测试。机器人原型系统的原始长度为 260mm。当前段延伸到最大长度时，机器人的总长度为 300mm。当中段和前段同时拉伸时，机器人长度达到 340mm，平均每段长度为 40mm。

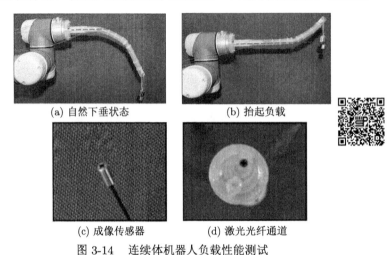

(a) 自然下垂状态　　　　　(b) 抬起负载

(c) 成像传感器　　　　　(d) 激光光纤通道

图 3-14　连续体机器人负载性能测试

进一步，以神经外科深部遮挡病变组织的观察为例，测试模拟临床条件下该连续体机器人的性能。对于病变组织被遮挡的某实际病例，因病变组织不便直视观察，需要机器人具有绕过遮挡对病变组织进行观察和手术操作的能力。该模拟神经外科实验系统如图 3-15 所示。成像传感器通过腔道过程中观察场景如图 3-16 所示，连续记录了从仿体脑外至病变区域附近的 9 个位置，其中，绿色为病变组织。该机器人前端到达病变附近区域后，可经由图 3-14 所示的激光光纤通道投送激光光纤及附属物，对病变组织进行激光手术或者激光热融处理。

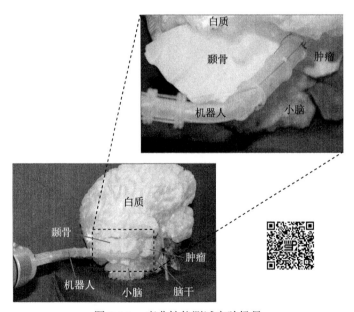

图 3-15　弯曲性能测试实验场景

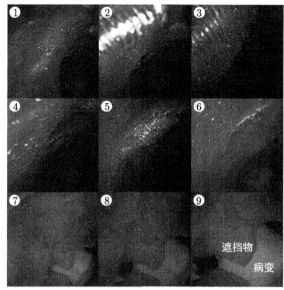

图 3-16 前端 CCD 采集序列图像

3.3.2 弹性可伸缩连续体投送机器人

由于拉线仅能提供单向拉力，不能提供相反方向的推力，因此，在拉线驱动可伸缩设计中，为了应对拉线缺乏推力的问题，设计了较为复杂的结构形式，即：若采用一种既能提供拉力，又能提供推力的驱动方式，将简化机器人的结构形式；若采用弹性金属丝作为拉伸部件，可提供较大的拉力；同时，若在径向布置较为稠密的定位孔以起到阻挡其弯曲变形的目的，则可以提供一定的推力。基于这种考虑，设计了如下的弹性可伸缩连续体投送机器人[5-7]。

1. 机械设计

弹性可伸缩连续体投送机器人终端总体结构和前端柔性部分装配结构分别如图 3-17和图 3-18 所示。激光光纤通过多孔盘中心孔从后端到达最前端。系统终端分为上下两部分，使用了三组多孔圆盘，如图 3-19 所示，上半部分前端使用一组多孔圆盘，如图 3-19(a)所示。下半部分末端使用另外一组多孔圆盘，如图 3-19(c) 所示。两部分之间存在第二组多孔圆盘，如图 3-19(b) 所示。

三组圆盘靠近边缘处均等距布放三个或六个与弹性金属丝有关的圆孔，记为 A 孔。第一组圆盘含三个 A 孔，该孔的作用在于固定上半部分的三根弹性金属丝。第三组圆盘含有六个 A 孔，该孔的作用在于限制前段和中段各三条，共计六条弹性金属丝的径向移动。第二组圆盘同样含有六个 A 孔，但其中三个 A 孔用于固定弹性金属丝，另外三个 A 孔用于限制前段三条弹性金属丝的径向移动。

此外，在三组圆盘靠近边缘位置，还存在等距布放用于固定弹簧的圆孔，记为 B 孔和C 孔。第一组和第二组圆盘均有三个 B 孔，二者间每组对应 B 孔固定一根弹簧。同样，第二组和第三组圆盘均有六个 C 孔，二者间每组对应 C 孔固定一根弹簧。弹簧的存在有助于终端保持自然状态，同时增加终端结构的稳定性。

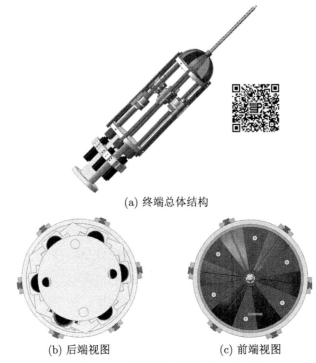

(a) 终端总体结构

(b) 后端视图　　　　　　　(c) 前端视图

图 3-17　弹性可伸缩连续体投送机器人终端总体结构

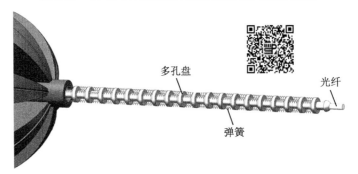

图 3-18　前端柔性部分装配结构

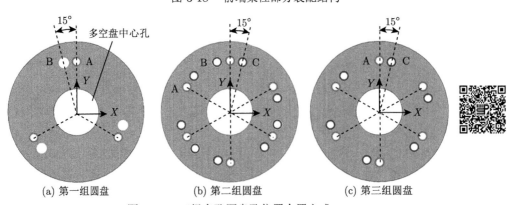

(a) 第一组圆盘　　　　(b) 第二组圆盘　　　　(c) 第三组圆盘

图 3-19　三组多孔圆盘孔位置布置方式

(红色 A 孔与弹性金属丝有关，蓝色 B 孔和绿色 C 孔与弹簧有关)

2. 伸缩运动方法

等距离外推或牵拉弹性金属丝，可以使机器人终端的长度伸长或缩短，如图 3-20 所示。单组长度可压缩和可伸长绝对变化量分别为 69.50mm 和 61.40mm。与自然长度之比，即相对压缩率和伸长率分别为 54.20% 和 47.89%。总绝对变化量为 130.90mm，总相对变化量为 102.09%。因此，这种连续体机器人从弹性部件的自然空载状态出发，实现了不基于预压缩动作的伸长运动。通过进一步调整材料和结构参数，可以增加该机器人的伸缩范围。

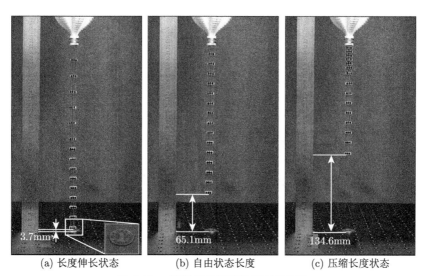

| (a) 长度伸长状态 | (b) 自由状态长度 | (c) 压缩长度状态 |

图 3-20　终端伸长缩短性能对比实验

3. 弯曲运动方法

单独和组合控制上半部和下半部各弹性金属丝以不等长方式运动，可以使机器人实现空间旋转运动，典型弯曲状态如图 3-21 所示。从图中可见上下两半部分均能单独弯曲，而同时弯曲上下两部分可以构造出较为复杂的弯曲形态。通过进一步组合伸缩运动和弯曲运动，可以同时控制六根弹性金属丝，机器人的运动将产生单独控制上下两部分的叠加效果。同时，机器人的运动范围将大幅扩大。此外，结构中的弹性金属丝可以选择适当的厚度和长度，弹簧可以选择适当的弹性系数来满足柔性部分的特定要求。

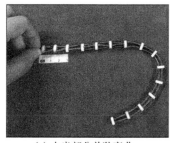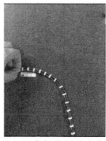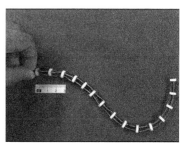

| (a) 上半部分单独弯曲 | (b) 下半部分单独弯曲 | (c) 上下两部分组合弯曲 |

图 3-21　终端弯曲性能实验

4. 运动学模型

由于本节的弹性可伸缩连续体投送机器人的弯曲部分和上一节的线驱动可伸缩连续体投送机器人的弯曲部分均具有伸长、缩短和弯曲运动能力，同时，二者的运动学分析均基于圆弧弯曲的假设，因此，二者的运动学模型是类似的。因此，可参照式 (3-17) 的推导过程。

利用运动学公式 (3-17) 计算了设计连续体机器人终端弯曲部分的工作空间。由式可知，终端的最终位置由三个变量确定，包括终端弯曲部分总长度 L、弯曲角度 γ 和方向角 θ。在进行工作空间分析中，三个变量按照式 (3-18) 给出的范围进行取值，以观察工作空间整体分布特点。

$$\begin{cases} L_{\min} = 100\text{mm} \\ L_{\max} = 200\text{mm} \\ \gamma \in [0, \pi] \\ \theta \in [0, 2\pi] \end{cases} \tag{3-18}$$

基于正向运动学模型和弯曲姿态范围，由上述参数决定的工作空间如图 3-22 所示。图 3-22(a) 为机器人三维工作区间的三维空间形态，其余三个子图分别为工作空间在三个正交投影面的投影。机器人的工作空间是在没有工作负载的情况下推导出来的，实际工作空间是无工作负荷工作空间的修正版。

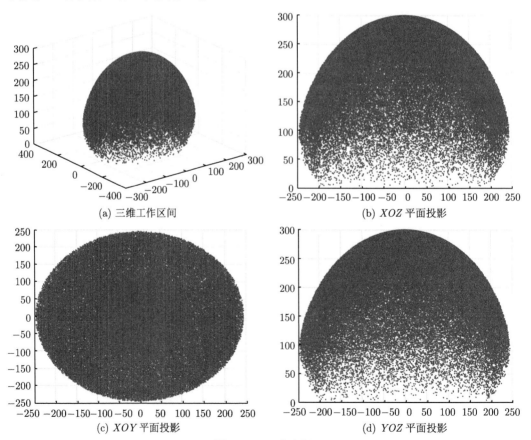

(a) 三维工作区间   (b) XOZ 平面投影

(c) XOY 平面投影   (d) YOZ 平面投影

图 3-22 工作空间

5. 实验测试

为验证弹性可伸缩连续体投送机器人结构设计的可行性，搭建机器人原型系统，该机器人系统组成如图 3-23 所示。具体的，该机器人终端驱动部分整体与局部细节如图 3-24 所示。原型系统固定于底座上，底座与带有驱动电机的结构相连。六根弹性金属丝通过相应结构分别受六个直流电机控制，实现牵拉和推进的动作。该机器人终端通过法兰连接固定到多自由度机械臂上，即为完整的弹性可伸缩连续体投送机器人系统。然后，将预留的激光光纤通道与激光器输出光纤进行装配，构成完整的用于激光治疗的弹性可伸缩连续体投送机器人。

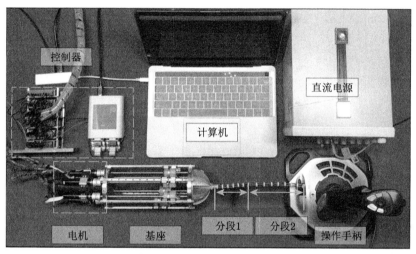

图 3-23　机器人系统组成

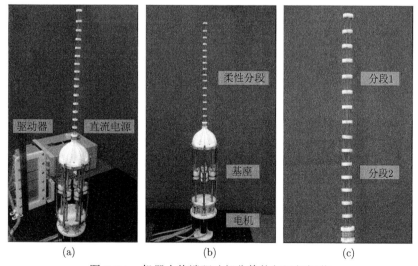

图 3-24　机器人终端驱动部分整体与局部细节

首先，进行负载性能测试。在这组实验中，在连续体机器人的前端悬挂不同质量的砝码测试动作可完成性。当负载质量小于 50g 时，机器人可以完成预定动作。负载测试实验场景如图 3-25 所示，其中，图 3-25(a) 为空载状态，图 3-25(b) 为装置末端放置 50g 重物后的状态，图 3-25(c) 为通过控制金属丝的拉伸将 50g 重物提升到指定位置的状态。由于激光治疗光纤和伴随结构均为轻质部件，该连续体机器人可以满足投送任务负载性能要求，后续可以通过改变组件的材料和结构参数，提高负载能力。

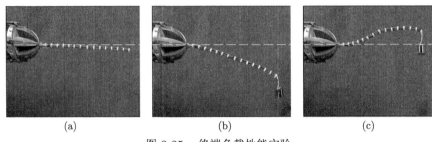

(a)   (b)   (c)

图 3-25　终端负载性能实验

　　然后，进行路径跟踪性能测试。采用直径为 25mm 的透明管组成肠道 (部分) 模拟器。模拟肠道路径内跟踪实验系统如图 3-26(e) 所示。相邻两管轴线夹角为 45°，如图 3-26(d) 所示。图 3-26(a)～(c) 分别为机器人处于起始位置、中间位置和最终位置的状态。在最终位置，连续体机器人到达目标位置。通过分组控制多条弹性金属丝的长度，连续体机器人可以在不接触管内壁的情况下沿着所需路径行走。

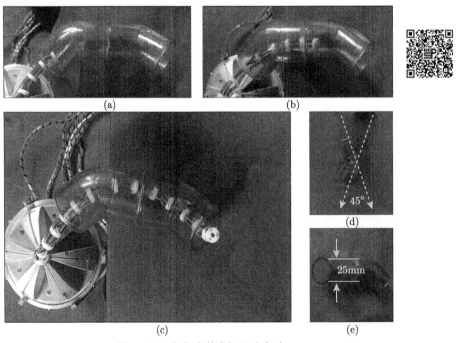

图 3-26　弯曲腔道路径跟踪实验

　　进一步，测试开放空间内该机器人跟踪规则路径的能力，其跟踪圆形路径的各瞬时位置如图 3-27 所示。此外，也测试了该机器人对不规则复杂路径的跟踪性能，其跟踪该某复杂平面路径的各瞬时位置如图 3-28 所示。在上述跟踪过程中，机器人展示了同时具备弯曲和伸缩的能力。例如，在图 3-28 中，通过对比子图⑨和子图⑳，可以发现机器人处于不同的长度状态。同时，通过对比子图①和子图⑮，可以发现机器人处于不同的弯曲状态。

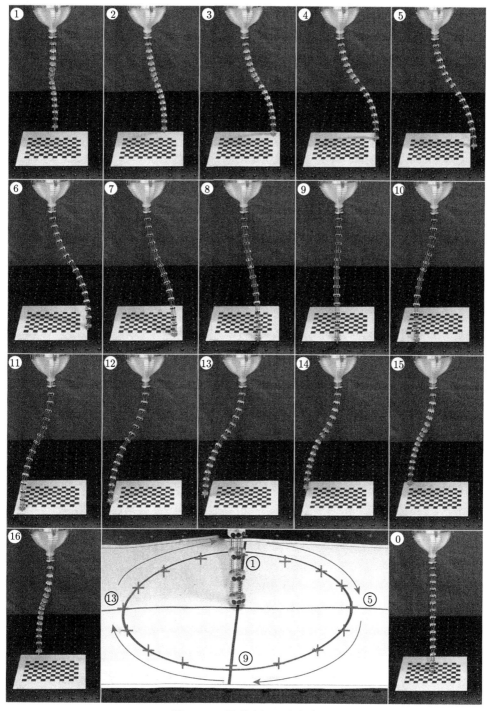

图 3-27　圆形路径跟踪实验

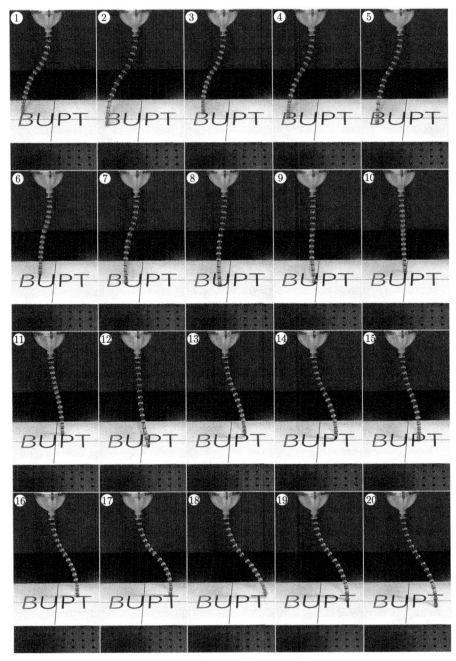

图 3-28　复杂平面路径跟踪实验

3.3.3　软体驱动激光投送机器人

软体材料机器人相对于刚性材料机器人具有更接近于人体软组织的弹性模量，在人体内部工作时具有更高的安全性。在与人体组织进行交互作用时，刚性零件或金属材料弹性零件组成的机器人系统，本质上对人体组织不友好，根本原因在于人体组织和金属材料的弹性模量差异明显。如果手术器械的所有关节都是刚性的，那么其操作失败或故障，可能会对器官或组织造成严重的伤害。若手术器械运动灵活且其组成材料具有类似人体软组织的弹性模量，则同刚性器械相比，其操作器官或组织时，以及在人体组织内部运动时具有更高的安全性。设计具有容纳激光光纤通道的软体驱动激光投送机器人，既可实现人体内部空间或腔道病变的激光治疗，又可提高手术器械的操作安全性。

鉴于人体腔道形态多具有复杂弯曲性，机器人需要柔性运动能力；同时，需要确保处于治疗状态下机器人本体的稳定性，机器人需要一定程度的刚性。因此，采用刚性–柔性可切换设计的软体驱动激光投送机器人[8-9]既可以实现上述要求，又可以完成对病变组织的激光热融治疗。

1. 系统整体组成

采用刚性–柔性可切换设计的软体驱动激光投送机器人系统由两个子系统组成，即气动变形段子系统和外部驱动子系统。气动变形段子系统在人体内工作，外部驱动子系统在人体外工作。机器人的最外层为柔性硅胶材质的可变形管，该管内部多组腔室的形状设计是机器人实现各种复杂弯曲形态的变形基础。带编码孔的中管与可变形管固定，二者之间没有相对移动。可变形管内部多组腔室的具体形态可利用仿真软件进行优化设计，寻找较为合适的结构参数。腔室形状设计关于壁厚的总体原则是两侧厚中间薄。这样可以使得当腔室内部气压大于外部气压时，中间薄壁区优先发生膨胀变形。为了便于各腔室膨胀，轴向和径向相邻腔室间均有空隙。径向四个腔室的不同充气状态会产生充气的腔室向未充气的腔室一侧进行挤压的效果，从而实现机器人中线的可调弯曲变形。

气动变形段子系统由带气体腔室的硅胶可变形管、带编码孔的中管、带编码孔的内管和气道密封塞（或光纤终端）组成。图 3-29(a) 为内管和气道密封塞的装配状态，图中气道空隙用作气泵和可变形段气体腔室之间充放气的连通空间。气道密封塞一端的直径与内管相同。因此，气道密封塞与内管之间不存在间隙。可变形段的气体腔室如图 3-29(b) 所示，从图中可以看到，可变形段径向每四个环周布置的气室作为一组，可变形段轴向布置多组。图 3-30 中，图①为前端可变形部分在调整状态阶段的装配关系，可见上述四个管状结构由外至内依次嵌套。图②为前端可变形部分的剖视图。图③为前端可变形部分的闭合状态。图④为前端可变形部分的整体结构图。

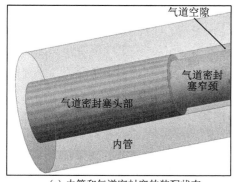

(a) 内管和气道密封塞的装配状态

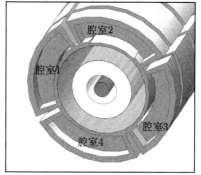
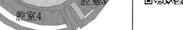

(b) 可变形段的气体腔室

图 3-29　气动变形段子系统

外部驱动子系统与内管连接，并控制内管在中管中移动，使中管和内管管壁上经位置编码的开孔对准或错开，以实现打开或关闭可变形管内开孔对应腔室的目的。内管中间通道为多功能复用结构，其作用包括充放气通道、激光终端等器械进出通道和气道密封塞工作通道。除了投送激光终端，该软体机器人内管通道还可以投送内窥镜器械通道直径兼容的各种诊断治疗器械，完成对人体组织的活检、电凝和注射等操作。

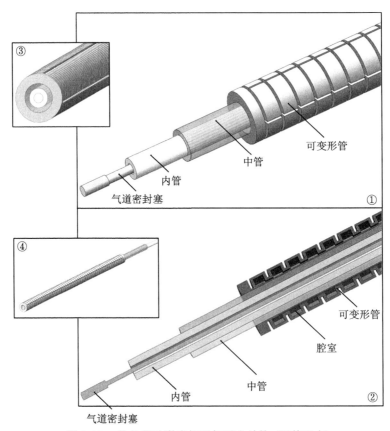

图 3-30　软体驱动激光投送机器人结构 (调整形态)

　　软体驱动激光投送机器人系统的总体治疗过程阐述如下。首先，根据病变所在人体腔道的空间弯曲形式，设定机器人的工作形态。其次，根据机器人的工作形态，确定中轴的各段弯曲方向。再次，根据弯曲方向确定每组腔室中的每一个腔室的气压和充放气量。然后，以软性内窥镜进入体内的方式将软体驱动激光投送机器人送至人体腔道预设部位。进一步，按照气动变形段充放气方法对每个腔室进行充放气。接下来，在经过上述方法实现机器人位置和姿态锁定的状态下，便可经由同心中管中空通道投送激光光纤或微型治疗终端。随后，根据病变种类和空间形态特点，指定合适的治疗规划方案。最终，通过控制激光的功率和照射时间等控制参数，完成病变的激光治疗。若需对不同点进行激光热融，可以通过上述方法迭代完成。当治疗完成后，继续通过中管和内管编码孔对准的方式，对可变形段各气体腔室进行充气或放气，以降低各腔室内部压力，使各腔室气压恢复到自然气压值。最后，拖动机器人整体从腔道中退出，完成整个治疗过程。软体驱动激光投送机器人结构的工作形态如图 3-31 所示。

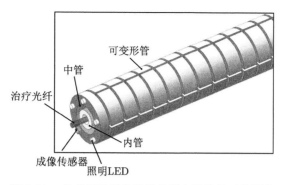

图 3-31　软体驱动激光投送机器人结构的工作形态

2. 气动变形段充放气方法

可变形管内表面开口的位置编码与带编码孔的中管外表面开口的位置编码相配合，实现可变形管气体腔室开口的打开与关闭。当每次编码连通可变形管内表面开口和同心中管外表面开口时，对应的可变形管某个腔室与气泵联通。此时，依据机器人设定形态下该腔室应具备的气压值，对该腔室进行充气或放气的压力调整，即可实现机器人整体复杂弯曲形态。一旦机器人到达期望位置并调整到设定的治疗姿态，可变形管内表面开口与同心中管外表面开口进行错位，实现可变形管所有腔室开口的关闭，机器人形状固定且具有刚性带来的稳定性。

展开内管和中管后，其管壁开孔的位置编码方法如图 3-32 所示。下面以可变形段含有 20 个气室的状态为例，说明通过位置编码孔匹配的方法对可变形段的腔室进行充放气的过程。通过如图 3-32 所示的外部驱动系统拉动内管运动，实现内管和中管开孔的匹配；向下拉动内管，当内管上的第一组孔 1 和中管上的第一组孔 1 对准时，此时可变形管上的第一组孔 1 可以充气或放气。照此方式，当连续拉动内管向下移动时，内管上第一组编号为 1、2、3 和 4 的孔的位置将依次对准中管上第一组编号为 1、2、3 和 4 的孔的位置。总之，当内管的第一组孔的位置与中管的第一组孔的位置相匹配时，可以实现最前面一组气室对应的第一组孔的充气或放气。在第一组孔对准状态下，所有其他编号组的孔，即 2、3、4 和 5 号孔组被关闭。此时，2、3、4 和 5 号孔组对应的气体腔室不受内管与气道密封塞之间气道空隙内部气压的影响。

3. 外部驱动系统组成原理

外部驱动系统的主要任务之一是将可变形段送入腔道并至目标区域附近，需要时将气道密封塞从内管中拔出，将所需的医疗器械放入工作场所。在体外工作的外部驱动子系统，其主要组成部分包括气道密封塞驱动器、内管驱动器、开口闭合器、控制器、气泵、电磁阀门 A～D 等，如图 3-33 所示。内管驱动器驱动内管在中管内前后移动，实现内管和中管之间的编码功能，即通过调整内管和中管上的孔是否匹配，从而关闭或打开将改变形状的指定气室，以改变该软体机器人的空间形状。开口闭合器用于密封图 3-29 所示的气道空隙。当需要取出气道密封塞和装入激光治疗终端时，开口闭合器处于打开状态；当需要对气道进行密封，以完成可变形管内的气体腔室内的气压调整时，开口闭合器处于闭合状态。控制器控制气泵、内管驱动器、气道密封塞驱动器以及四个阀门。

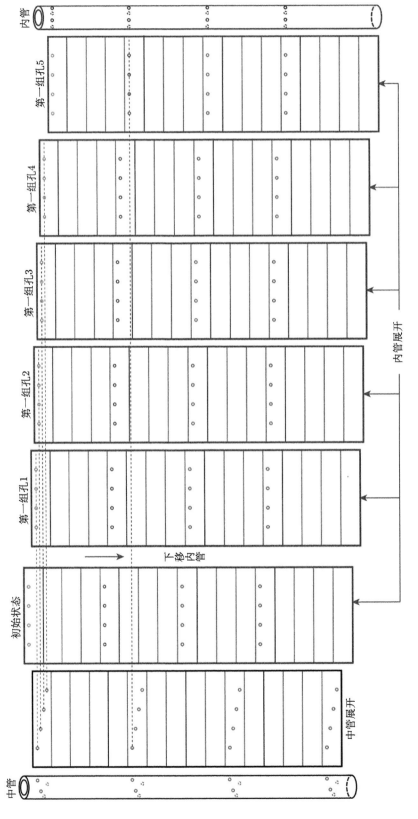

图3-32　中管和内管的孔编码方法（以第1组孔编码为例）

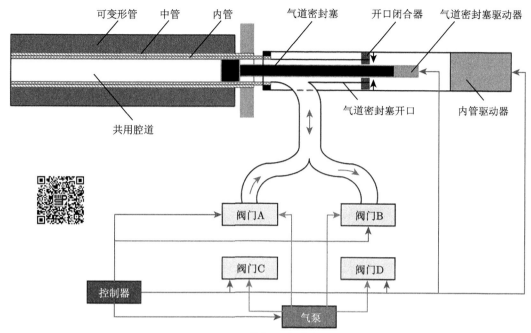

图 3-33　外部驱动系统原理

（蓝色和红色箭头表示电缆和气管连接，紫色表示气流）

气泵和四个阀门在控制器的作用下，通过内管和气道密封塞之间的气体空隙，对可变形段的气体腔室进行充气或放气。当需要对气道进行充气以增加气压时，打开阀门 A，同时关闭阀门 B，这样可以对腔室进行充气；当需要对气道进行放气以减小气压时，关闭阀门 A，同时打开阀门 B，这样可以对腔室进行放气。可变形段每个气体腔室的充气或放气量根据设定的形态确定。

若机器人空间形态已调整完毕，并准备进入治疗阶段，此时需通过气道密封塞驱动器将气道密封塞从内管中拉出；其次，气道密封塞驱动器将输送激光的光纤终端送入内管，直至光纤终端到达深入体内的机器人的头部位置；然后，完成激光对病变的治疗；在对病变组织进行热融坏死操作后，再次使用气道密封塞驱动器取出医疗器械。接下来，所有气体腔室逐个通过内管和中管的编码放气，从而使气体腔室达到自然状态，便于从体内取出；最后，完成软体驱动激光投送机器人投送激光进行病变治疗的所有操作。

4. 腔道中线与机器人中轴匹配算法

当承载激光光纤和终端的机器人要通过腔道到达目标病变位置时，首先获取需要通过的腔道中心曲线空间轨迹 Γ_L，将该轨迹设为该软体机器人的中心轴线目标曲线 Γ_{SR}，即通过机器人各腔室的变形使得机器人中心轴线逼近腔道中心曲线 $\Gamma_{SR} \approx \Gamma_L$。

对于可变形段的单个腔室，当某腔室内孔气含量较大时，将导致可变形腔室的膨胀变形，因此，充满空气的腔室将导致机器人中心轴线向该腔室一侧弯曲；当某腔室内空气含量较小时，则该腔室受挤压萎缩变形，将引起机器人中心轴线向腔室相反一侧弯曲。这种由腔室内气体含量决定其所对应轴线弯曲程度的单个分段是机器人逼近腔道中心曲线的基本组成单元。根据实际需要的 $\Gamma_{SR} \approx \Gamma_L$ 逼近精度，选定机器人所含有的腔室数量，进一步根据需要设定各个腔室的含气量，经由各个腔室产生弯曲变形而改变机器人整体的轴心轴线的空间轨迹形态。

下面以如图 3-34 所示含四个腔室的机器人为例，介绍机器人中心轴线计算过程。依据中管和内管上编码开孔的位置设定，控制气泵分批与四个腔室连通进行充气或放气。用 S_k 表示第 k 段腔室在机器人中心轴线上占位部分的变形状态，其变形状态由该段环周四个腔室的压力 P_{k1}、P_{k2}、P_{k3} 和 P_{k4} 决定。腔室气体含量与轴线中心变形状态 S_k 的关系，由机器人可变形段材料的力学性能决定。

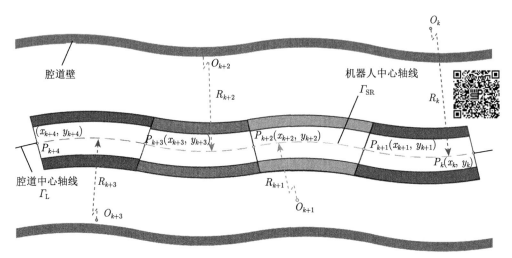

图 3-34   腔道中心线与机器人气管中心线的匹配方法

采用如下简化的二维圆弧逼近模型来推导机器人轴线的空间形式。每段气管中心弯曲曲线简化为一段圆弧，通过找到该段圆弧所在圆的圆心来确定圆的变形段半径 R_k。对于第 k 段腔室，如图 3-34 所示，以 $P_k(x_k, y_k)$ 为该段圆弧起点，该段圆弧所在圆心为 O_k。弧段 S_k 之后，将得到点 $P_{k+1}(x_{k+1}, y_{k+1})$，它的位置由下式确定

$$S_k = \frac{\alpha}{360°} \times 2\pi \times R_k \tag{3-19}$$

$$\alpha = \frac{\pi \times R_k}{180 \times S_k} \tag{3-20}$$

$$\begin{cases} x_{k+1} = R_k \times \cos\alpha_k \\ y_{k+1} = R_k \times \sin\alpha_k \end{cases} \tag{3-21}$$

类似地，可以得到第二个弯曲点 $P_{k+2}(x_{k+2}, y_{k+2})$，即

$$\begin{cases} x_{k+2} = x_{k+1} + (R_{k+1} - R_{k+1}\cos\alpha_{k+1})\cos\alpha_{k+1} - R_{k+1}\sin\alpha_{k+1}\cos\alpha_{k+1} \\ y_{k+2} = y_{k+1} + (R_{k+1} - R_{k+1}\cos\alpha_{k+1})\sin\alpha_{k+1} - R_{k+1}\sin\alpha_{k+1}\sin\alpha_{k+1} \end{cases} \tag{3-22}$$

在上述公式基础上，通过多次递归计算，可以依次得到图 3-34 中其他各弧线终点的坐标，包括 $P_{k+3}(x_{k+3}, y_{k+3})$ 和 $P_{k+4}(x_{k+4}, y_{k+4})$。至此，软体驱动激光投送机器人的驱动原理、控制方法与中心轴线匹配算法已全部确立。

3.4　实体穿刺投送机器人系统

对于实体组织内病变，采用激光表面照射的方式难以实现治疗，而需要依赖能穿透组织区域的投送系统。准确地投送激光需要在体外和病变目标位置之间建立通道，这与组织穿刺方法类似。穿刺是临床诊断常用的介入手段，但存在穿刺位置不准确导致穿刺样本和靶点组织之间差异的问题，从而会导致诊断偏差和后续治疗的不理想。同样，对于穿刺建立的通道如果存在定位偏差，则激光被送到头端后也会存在定位不准带来的治疗偏差，即正常组织坏死和病变组织的不能完全坏死。因此，正确地将针管头端投送到病变组织预定位置，对保证激光治疗结果有效是关键的。

本节介绍一种高精度多传感器方式投送系统[10]，它可用于激光能量投送，可用于肝脏病变[11] 的激光消融。这种具有三种功能的多自由度穿刺针系统，包括可控制针管前进方向的楔形端面超弹性同心管，用于监测插入力的力传感器以及用于监测针管头端所在组织电阻率的电极，该电极可用于检测相邻两层软组织间的界面过渡。

1.机械结构

该多传感器可导向穿刺系统由两个子系统组成：穿刺子系统和尖端电阻率检测子系统，后者与电极集成。该穿刺系统的结构如图 3-35 所示。两个直流电机分别驱动系统的两个自由度，即一个直流电机驱动管的平移运动，另一个驱动管的旋转运动。直线导轨由电机滚珠丝杠驱动，允许针管产生平移运动。针管的旋转运动由同步带驱动。针管的前端包括容纳导线的直线槽和电极的两个环形槽组成。采用双极测量方法，即两个圆形槽容纳电极，同时，一条线性从针管前端延伸到针管末尾，其后与外部电路相连，该通道容纳信号传输和电源线。建立通道后，光纤可以经由针管中心管道投送至前端，完成对病变的加热坏死治疗。

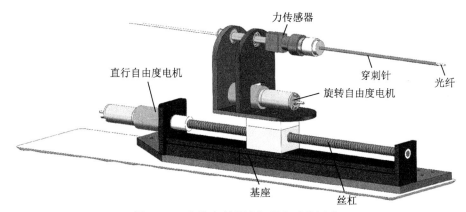

图 3-35　实体穿刺投送机器人系统组成

针管后端整合的力传感器在穿刺过程中，可以检测针管所受软组织施加的阻力，因为不同组织对针管所产生的阻力不同。当针管从一种类型组织层进入另外一种组织层时，阻力有着明显的变化。病变作为一种生物组织，其对针管的阻力和其他正常组织所施加给针管的力也不相同。通过对力信号的实时监测和数据处理，可以判断是否穿越了足够的组织层，而正确地进入病变组织。另外，检测力也可以设定阈值，超过阈值及时停止，避免过大的穿刺力危及患者的健康或生命安全。从结构角度，测力传感器与针管同轴机械固定。从运动角度，力传感器与针管同步旋转。

2. 电阻率测量

根据生物电阻率理论，组织的电阻率由其成分决定。同时，决定组织生物电阻率的主要因素为其含水量，而不同类型组织的含水量不同，因此，正常组织和病变组织具有不同的电阻率值。

该系统采用双电极法测量电压信号，利用检测到的电压信号计算电阻率。穿刺针上的两个电极相对于目标病变组织较小。因此，电极的三维形状对软组织电阻率的测量影响在此不计入。因此，两个电极被视为两个孤立点。同时，两个相邻电极之间组织的电阻率认为是均匀和连续的。根据上述方法设定，电阻率 ρ 由下式决定：

$$\rho = \frac{\varphi_1 R A}{\varphi_2 L} \tag{3-23}$$

式中，A 为电极与组织的接触面积 (cm^2)；R 为恒定电阻 (Ω)；φ_1 为电极间电位 (V)；φ_2 为恒定电阻的电位 (V)；L 为相邻两电极之间的距离 (cm)。

3. 自由度分析

将针管插入软组织会受到来自其周围组织的挤压力，这种挤压力相对针管而言，通常不具有对称性。同时，针管前端斜面也会造成其受力不对称。因此，针管会偏离设定轨迹，且持续偏离。如果不及时调整针管前进方向，其前端会最终到达错误的位置，从而导致错误诊断结果。

虽然针管前端所受两个来源的力均不对称，但针管前端斜面造成的力的方向已知，因此，可以利用通过旋转针管前端斜面所受力的方向来主动改变针管偏航方向，以不断修正前进方向的方式逼近病变目标点，因而针管需要额外的旋转自由度来改变在组织中的前进方向。所以，针管具有前进方向的平移自由度和控制偏航方向的旋转自由度，如图 3-36所示。

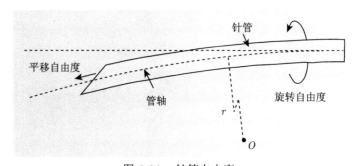

图 3-36　针管自由度

4. 旋转角度算法

根据入点、目标点和插入角度确定所需的旋转角度，如图 3-37 所示。α、E、EN、F 和 Ξ 分别表示插入角度、入点、针管轴线、目标点和由针管、入点及目标点决定的斜面。设 Π

表示尖端所在的组织表面。对于 EN 上的任意点 H 及其在 Π 上的垂足 G，角度 $\angle GEH$ 即为针管插入角度 α。在图 3-37 中，Δ 表示与 EN 垂直并包含入点 E 的平面。$E\text{-}XYZ$ 表示由垂线 EX 和针管轴 EY 决定的笛卡儿坐标系。**EM** 表示经过 E 点的斜面 Σ 的法线。**EL** 为 **EM** 在平面 Δ 上的投影。向量 **EM**、**EL** 和 **EJ** 固定在斜面 Σ 上。$E\text{-}XYZ$ 的 **EZ** 和 **EX** 轴分别是与 Σ 固定的向量 **EL** 和 **EJ** 的初始位置。**EJ′** 和 EX 之间的夹角，即为所求的旋转角度 θ。旋转角度算法具体流程如表 3-2 所示。

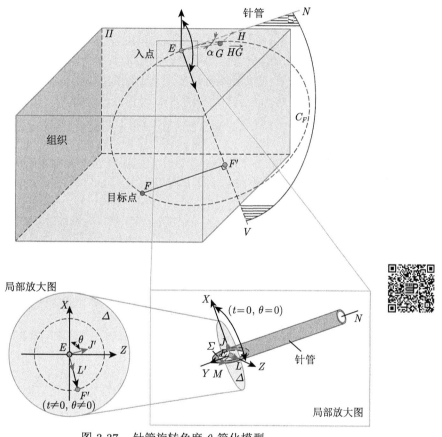

图 3-37　针管旋转角度 θ 简化模型

表 3-2　旋转角度算法

步骤编号	操作内容
1	找到包含 EN 和点 F 的平面 Ξ，Ξ 取决于 α 和目标点 F
2	过 E 点做 EN 的垂线，记为 EV
3	在平面 Ξ 中，找到包含目标点 F 的唯一圆，记为 C_F
4	将点 F 投影到平面 Δ，记垂足为 F'
5	在平面 Δ 中的绕点 E 旋转向量 **EL** 和 **EJ**，使得 **EL′** 过点 F'
6	所求的旋转角 $\theta = \angle XEJ'$

　　实际执行过程中，由于组织存在各项异性以及质地不匀的特性，旋转角度要不断根据当前点 E 位置进行重新计算。同时，若在组织内部旋转针管过于频繁，可能导致针管楔形端面对组织的多次切割损伤。因此，在两次旋转运动之间执行一次针管前向平移运动。例

如，在非实时成像 CT 和相机观测针管位置偏差的情况下，针管每前进 5mm，根据更新的点 E 采用表 3-2 的算法，调整针管旋转角度。若采用实时成像方法，可以实现点 E 位置的连续获取和更新，进而实现针管的旋转运动和前向平移运动并行执行，以避免针管前进和旋转两个运动的交替执行。

5. 实验装置

下面通过实验验证该系统在组织电阻率测量、在线力检测和针管方向调整三方面的有效性。两个直流电机分别控制针管的旋转自由度和平移自由度，即线性导轨在一个直流电机的带动下控制针管的平移运动，另一个直流电机通过皮带轮的方式直接控制针管的旋转角度，使用力传感器测量针管在组织中运动所受的接触力。以不同类型的新鲜离体猪肉组织代表健康组织和病变组织。在空载条件下，机器人系统的控制精度为 0.02mm。该穿刺系统可以固定在机械臂上构成实体穿刺机器人系统，并进行激光热融实验。

针管由超弹性合金材料制成。针管内径和外径分别为 1.5mm 和 2mm。这些尺寸与 14G 针的外径 2.11mm 相似，适用于乳腺、前列腺和肺的穿刺。此外，针管的直径可以减小到小于 1.067mm(即 19G)。图 3-38 为针管顶视图、针管侧视图和安装导线后的针管前端，可以看到导线直沟槽、两个环形沟槽、针管尖端的楔形面。

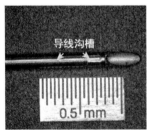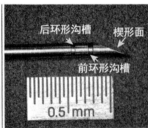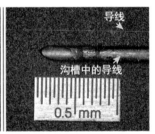

(a) 裸针管的顶视图 (b) 裸针管的侧视图 (c) 安装导线的针管

图 3-38 针管尖端结构

针管尖端是否到达目标点取决于以下三个判断条件：
(1) 在线电阻率是否与校准实验的电阻率在统计上一致。
(2) 电阻率明显变化的次数是否与术前图像中观察到的层数相同。
(3) 针插入力的变化是否与电阻率的变化在时间/位置上相关。

通过用四种离体软组织对测量电阻率的电极进行精度测试，即采用如图 3-39(a) 所示的多层组合离体猪肉组织为测量对象，进行电阻率的实际测量。图 3-39(a) 中标记①、②和③的组织分别为肌肉、脂肪和肌肉，其中，标记③代表模拟病变，标记②代表健康组织。从图中可见，测量的电阻率 (ER) 有四个清晰的区段：零值区段 (电极和组织不接触)、肌肉层、脂肪层和肌肉层。离体猪肉的四类组织，即肌肉、脂肪、肝脏和肾脏的电阻率分别为 107.10Ω·cm、2243.65Ω·cm、80.01Ω·cm 和 133.55Ω·cm。该系统测得的电阻率与文献报道在统计上是一致的。在 100Ω 时，电极测量误差小于 4.22%，在 2000Ω 时，测量误差小于 9.15%。

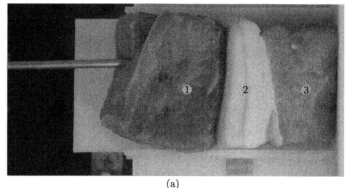

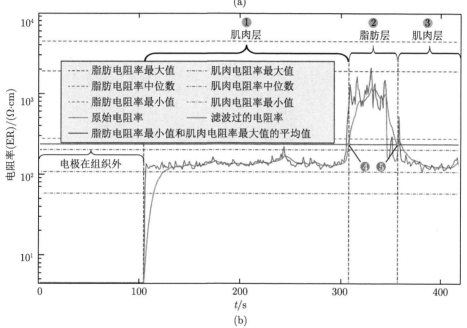

图 3-39 电阻率测量原始值和卡尔曼滤波去噪的在线动态电阻率

由于传感器原始数据受到随机噪声的干扰，需要采用去噪算法以消除噪声。例如，卡尔曼滤波器可以用于从噪声测量中估计期望信号。在此，使用卡尔曼滤波器对在线原始数据 [图 3-39(b) 中绿色实线] 进行去噪，从而得到图 3-39(b) 中的红色曲线。图 3-39(b) 中的在线电阻率与图 3-40 中肌肉和脂肪组织的离线电阻率数值在统计上一致，其中，三条虚线由上到下分别表示脂肪组织校准电阻率的最大值、中位值和最小值，三条点画线分别表示脂肪组织的三个对应量。蓝色实线表示肌肉组织的最大校准电阻率和脂肪组织的最小校准电阻率的平均值。从肌肉层到脂肪层的穿越过渡 (反之亦然) 均发生在红色曲线与蓝色水平线相交的位置，相邻层之间的两次穿越过渡位置见图 3-39(b) 中标记④和标记⑤。

由于双电极法需要在两个电极之间存在距离，因此，需要考虑该穿刺系统的最小可识别组织层厚，小于该层厚的组织将不会被检测出。这对于通过判断穿越组织层数到达病变的方法具有关键作用。根据分析结果，如图 3-41(a) 所示，最小可识别层厚度等于两个电极之间的距离 δ。例如，当所有层的厚度均大于最小层厚 δ 时，如图 3-41(a) 所示，所有的层都可以被检测到；如果某层组织的厚度小于 δ，如图 3-41(c) 所示，则该层组织层不能被该系统检测到；如果某层组织的厚度为 δ，如图 3-41(b) 所示，其中，该组织层仅对应一个峰值，此时若信号噪声较大，选择的滤波方法不适当会导致该层被漏检。

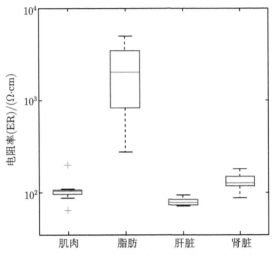

图 3-40　系统测量的四种典型离体组织电阻率

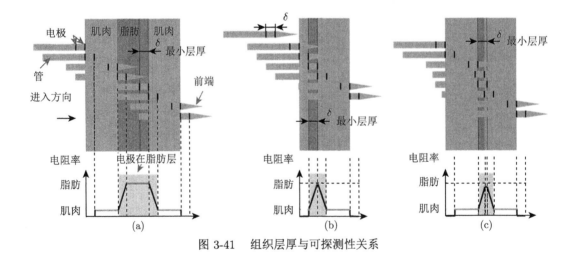

图 3-41　组织层厚与可探测性关系

6. 尖端定位精度

由于光纤需通过穿刺针管建立的通道进入实体组织，因此，穿刺针管尖端定位精度决定了激光探头定位精度，进而影响激光热融治疗效果。因此，需要进行针管尖端的定位精度测试与分析。针管尖端位置误差计算模型如图 3-42 所示。采用明胶仿体和离体猪肉组织作为对象，开展针管尖端的定位精度实验。同时，采用表 3-3 的流程对针管定位精度评估实验所获取的图像进行定位精度分析。

为了便于对两组实验获得的图像进行区分，以不同符号 D_T 和 d_T 表示图 3-42 中的同一计算模型。在明胶仿体和离体猪肉组织中，针管尖端的平面位置误差 D_T 和 d_T 分别通

过下式计算:

$$\begin{cases} D_{\mathrm{T}} = (D_{\mathrm{T_{xy}}}^2 + D_{\mathrm{T_{yz}}}^2)^{\frac{1}{2}} \\ d_{\mathrm{T}} = (d_{\mathrm{T_{xy}}}^2 + d_{\mathrm{T_{yz}}}^2)^{\frac{1}{2}} \end{cases} \tag{3-24}$$

式中,$D_{\mathrm{T_{xy}}}$、$D_{\mathrm{T_{yz}}}$、$d_{\mathrm{T_{xy}}}$ 和 $d_{\mathrm{T_{yz}}}$ 分别为沿 X_2、Y_2、X_4 和 Y_4 方向的针管入点和针管尖端之间的距离。

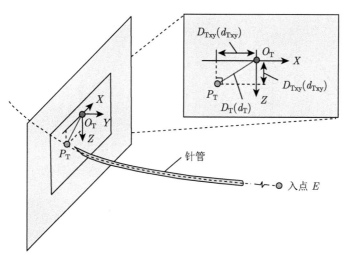

图 3-42　针管尖端位置误差计算模型

表 3-3　定位偏差 $D_{\mathrm{T}}(d_{\mathrm{T}})$ 的计算

步骤编号	操作内容
1	选择 5 个采样点,即针管尖点和点 S_1、S_2、S_3 和 S_4,拟合针管路径
2	找到拟合针管路径与平面 $XO_{\mathrm{T}}Z$ 的交点 P_{T}
3	计算 O_{T} 和 P_{T} 之间的距离 $D_{\mathrm{T}}(d_{\mathrm{T}})$

　　依据上述公式,明胶仿体和离体猪肉组织的针管尖端定位精度结果如图 3-43 所示。具体而言,使用明胶仿体时,针管尖端定位精度为 $(1.51 \pm 0.56)\mathrm{mm}$,离体猪肉组织尖端定位精度为 $(0.71 \pm 0.32)\mathrm{mm}$。针管尖端定位精度与现有乳腺穿刺针机器人、前列腺穿刺针机器人和肺穿刺针机器人等相似,满足对病变的高精度定位用途,可以完成激光治疗中建立激光投送通道的任务,为后续激光治疗提供了满足要求的定位精度。针管定位精度的实验系统如图 3-44 和图 3-45 所示。根据目前的斜面设计和针管的直径,在明胶仿体内,针管的曲率半径为 785.3mm。

　　明胶仿体内针管尖端定位精度评估方法如图 3-44 所示,明胶仿体放置于实验容器内部,容器内部放置瓷球用以模拟穿刺目标点。采用互相垂直放置的双相机同步观察明胶仿体中针管的相对位置。绿点为针管尖端位置,红点为陶瓷球的中心。图 3-44 中标示的几何关系同图 3-42 一致,用于评估定位精度。

　　离体猪肉组织内定位精度评估实验系统如图 3-45 所示,采用同明胶仿体相同的容器和模拟穿刺目标点。由于离体组织内部无法通过相机成像观察,因此,采用 CT 成像对系统各要素进行空间定位。同样类似仿体组织实验,绿色的斑点是针管尖端,红色的斑点是模拟目标点的陶瓷球的中心。在此实验系统中,瓷球的中心位于离体组织容器中心线左偏 13mm 及下偏 8mm 的位置,以验证穿刺系统的可导向性能。

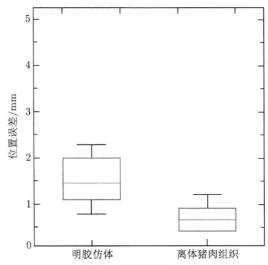

图 3-43　明胶仿体和离体猪肉组织内针定位精度

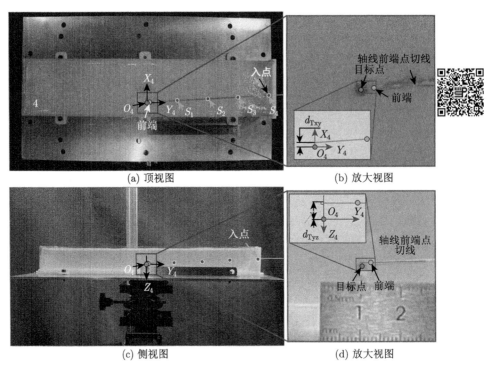

图 3-44　明胶仿体内针管尖端定位精度评估实验与误差计算模型

7. 实验结果分析

为了通过激光热融方法进行实体深部病变治疗，所设计的由可导向超弹性针管结合力传感器与电阻率测量电路的穿刺系统，能正确地获得组织电阻率，也可以感知针管所受阻力。这两种数据的明显变化，说明针管完成组织间位置迁移，结合术前影像中到达病变前的组织层数，可以保证针管到达预设的目标组织。同时，针管的方向可控性使得针管前端能够准确地到达预设目标点。

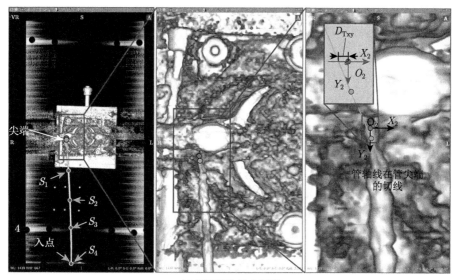

(a) 顶视图和放大视图

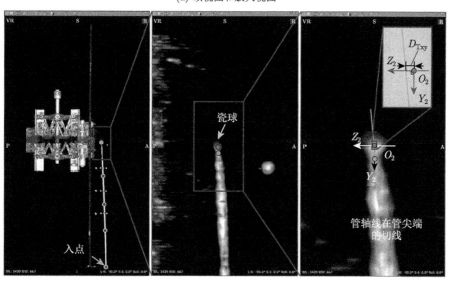

(b) 侧视图和放大视图

图 3-45　离体猪肉组织内针管尖端定位精度评估实验与误差计算模型

基于上述研究结果可知，理想的穿刺系统应为具有多传感器感知和可导向性的具有一定自主性的机器人系统，其中，传感器提供实时状态信息以便做出正确的反馈决策，而可导向性是实现反馈决策所必需的性能。当前的穿刺系统样机的总体尺寸为 120mm×150mm×650mm，针管行程长度为 300mm。总体尺寸较大的原因在于，由于是原理验证，因此设计方案选择了非定制的机械零件。当需要与机械臂系统进行整合时，可通过采用定制零件的方式优化设计方案，如此可缩减总体尺寸。

离体组织实验表明，肌肉和脂肪组织的电阻率检测是成功实现精确定位的保障条件之一。因此，需要为该系统收集各种类型软组织的电阻率，包括健康组织和病变组织。然而，采集病变组织和健康组织的电阻率是一项耗时的任务。因此，需要建立人体病变组织和健康组织的电阻率数据库。

　　该系统依赖术前图像以确定病变和皮肤之间的组织层数。在临床应用中，若手术室配备磁共振成像系统用以检测组织层数，那么，系统的材料应是磁共振兼容的。若采用超声和 CT 成像方法检测组织层数，对于硬件的材料选择则没有限制。

本 章 小 结

　　本章分析了激光治疗机器人系统的组成部分和具体的设计方案，包括三种激光热融终端结构和激光投送系统的结构，即两种腔道型激光投送系统结构设计和一种实体穿刺型激光投送装置设计。这些终端装置和投送系统在与多自由度机械臂系统进行整合后，可构成完整的激光热融治疗机器人系统，为实施激光治疗规划提供的治疗方案和激光治疗实时控制方法提供物理载体，同样也是激光治疗方法机器人化的物理载体。

参 考 文 献

[1]　SU B, SHI Z, LIAO H. A laser ablation end-effector with multiple degrees of freedom for minimally invasive surgery[C]// 1st Global Conference on Biomedical Engineering & 9th Asian-Pacific Conference on Medical and Biological Engineering. Cham: Springer, 2015: 223-226.

[2]　SU B, SHI Z, LIAO H. Micro laser ablation system integrated with image sensor for minimally invasive surgery[C]// 2014 IEEE/RSJ International Conference on Intelligent Robots and Systems. Chicago: IEEE, 2014: 2043-2048.

[3]　SU B, TANG J, LIAO H. Automatic laser ablation control algorithm for a novel endoscopic laser ablation end effector for precision neurosurgery[C]// 2015 IEEE/RSJ International Conference on Intelligent Robots and Systems. IEEE, 2015: 4362-4367.

[4]　HAO Q, LI Z, YAN H, et al. A natural orifice soft robot with novel driven method for minimally invasive surgery (MIS)[C]// 2017 2nd Asia-Pacific Conference on Intelligent Robot Systems. Wuhan: IEEE, 2017: 289-294.

[5]　苏柏泉, 扎马尔依拉·合孜尔, 闫昊. 刚柔可切换内窥镜型微创手术机器人: 2017105207793[P]. 2017-11-17.

[6]　ZHANG Y, SUN H, JIA Y, et al. A continuum robot with contractible and extensible length for neurosurgery[C]// 2018 IEEE 14th International Conference on Control and Automation. Anchorage: IEEE, 2018: 1150-1155.

[7]　SU B, JIN M, WU H, et al. Extensible and compressible continuum robot: A preliminary result [C]// 2019 WRC Symposium on Advanced Robotics and Automation. Beijing: IEEE, 2019: 44-49.

[8]　苏柏泉, 等. 一种柔性单孔微创手术机器人: 2018113020938[P]. 2019-02-22.

[9]　苏柏泉, 等. 一种可同时伸缩和弯曲且留有器械通道的柔性机器人: 2017114731665[P]. 2018-06-29

[10]　SU B, YU S, YAN H, et al. Biopsy needle system with a steerable concentric tube and online monitoring of electrical resistivity and insertion forces[J]. IEEE Transactions on Biomedical Engineering, 2021, 68(5): 1702-1713.

[11]　FRANCOR E, BRUJIC D, REA M, et al. Needle-guiding robot for laser ablation of liver tumors under MRI guidance[J]. IEEE/ASME Transactions on Mechatronics, 2016, 21(2): 931-944.

第 4 章 激光治疗规划

4.1 引　言

激光治疗作为激光–物质交互领域的子分支，以人体组织为作用对象，基于激光–组织交互机理完成对病变组织的治疗。因涉及健康与生命安全，激光治疗不同于激光–组织交互领域的其他分支。考虑到手术安全，在实施人体组织的激光治疗前，需要先开展激光治疗的模拟研究。因此，可以根据不同的疾病种类和治疗目标设定不同的量化指标，对治疗方案及随之而来的治疗效果进行评估，通过迭代评估获得期望的治疗效果，即通过对各种可调参数组进行不同数值组合选择，在设定不同的治疗期望指标意义下，以获得最佳治疗效果。

本章将从以下几方面对激光治疗规划进行阐述。首先介绍激光治疗规划的评估指标；然后介绍浅表激光消融治疗规划，包括离散点覆盖法激光治疗规划和连续运动光斑激光治疗规划；其次阐述三维激光治疗规划方法，包括基于粒子群方法的三维离散点覆盖方法和机器学习规划技术方法；再次介绍激光终端位置有偏的治疗规划；最后给出激光治疗规划方法的现状讨论和难点分析以及今后发展方向和目标。

4.2　激光治疗规划评估指标

给定一个治疗对象，在激光消融治疗前，该对象包含两类组织，即病变组织和病变周围的正常组织 (normal tissue，NT)。在激光治疗过程中上述两类组织分化成为四种，即消融坏死的病变组织 (ablated lesion tissue，ALT)、遗漏导致的未坏死病变组织、正常组织和被热坏死的正常组织 (ablated normal tissue，ANT)。前两者可概括记为病变总组织 (total lesion tissue，TLT)。

为刻画激光消融治疗效果以及对比不同治疗规划方案性能的优劣，首先将消融病变组织体积记为 V_{ALT}，病变组织总体积记为 V_{TLT}，消融正常组织体积记为 V_{ANT}。然后，根据病变组织消融治疗结果状态以及病变治疗方案需要，给出以下四个量化评估指标[1-2]，即消融完成率 (病变治愈率)α、正常组织误消融率 β、误消融正常与病变组织比率 γ 和病变组织残留率 $\lambda = 1 - \alpha$。

消融完成率 (病变治愈率)α 定义为消融病变组织体积与病变组织总体积之比的百分数形式，即

$$\alpha = \frac{V_{\mathrm{ALT}}}{V_{\mathrm{TLT}}} \times 100\% \tag{4-1}$$

正常组织误消融率 β 定义为消融正常组织体积与病变组织总体积之比的百分数形式，即

$$\beta = \frac{V_{\mathrm{ANT}}}{V_{\mathrm{TLT}}} \times 100\% \tag{4-2}$$

对于指标 β 有如下说明：由于病变组织体积通常远远小于相对于其周围正常组织的体积，因此，若采用消融正常组织体积与病变组织周围的正常组织体积之比定位为正常组织误消融率这个指标，将会获得接近于零的数值，给比较研究带来不便。同时，相对于正常组织总体积，误消融的正常组织的体积与病变组织总体积更靠近。因此，采用式 (4-2) 定义正常组织误消融率 β。

误消融正常组织与病变组织比率 γ 定义为消融正常组织体积与消融病变组织体积之比的百分数形式，即

$$\gamma = \frac{V_{\mathrm{ANT}}}{V_{\mathrm{ALT}}} \times 100\% \tag{4-3}$$

按照激光治疗的实际意义，在这四个指标中，消融完成率 α 数值越大越好，其余三个指标数值越小越好。四个指标的值域范围为

$$\begin{cases} \alpha, \lambda \in [0, 100\%] \\ \beta, \gamma \geqslant 0 \end{cases} \tag{4-4}$$

其中，$\alpha = 100\%$ 表示病变组织完全被坏死，这对于恶性病变等易复发的疾病而言，常常是根本性的要求，主要的考虑是为了避免复发再次危及生命。另外，上述指标之间也存在一定的关系。例如，当 $\alpha = 100\%$ 时，表示病变被完全坏死，但同时其周边正常组织也常常会造成一定的误坏死，即 $\beta \neq 0$。当遇到非恶性病变类的病变，且其周边为生命关键的神经血管等组织时，一般的治疗方案要保证 $\beta = 0$，而这种情况下，$\alpha < 100\%$，表示一些病变组织会残留。因此，不同疾病所要求的治疗目标也不相同，优化指标的评价与选择也存在差异。另外，可以采用式 (2-170) 中 Ω 的表达式来刻画组织损伤百分比，即组织未损伤部分为 $f_{\mathrm{u}} = \mathrm{e}^{-\Omega} \times 100\%$，损伤部分为 $f_{\mathrm{d}} = 1 - f_{\mathrm{u}}$[3]。

为了说明上述指标的具体含义，以圆形病变为例，制定如下式所示的两种激光治疗规划，在此为激光光斑在病变表面之上的两种运动方式，即治疗规划 I：

$$wv_1\left(t\right) = \left(0.008/60\right) t \tag{4-5}$$

和治疗规划 II：

$$wv_2\left(t\right) = 2\left(-0.2778t^2 + 66.6t\right) \times 10^{-6} \tag{4-6}$$

治疗规划方案 I 对应的激光消融温度演化分布如图 4-1 所示，病变组织的坏死过程时间演化分布如图 4-2 所示，激光消融 180s 时病变软组织切片和三种指标的时间演化曲线如图 4-3 所示。其中，指标数值大于 100% 代表病变周围的健康组织被损伤。

此外，同样以式 (4-5) 和式 (4-6) 表示的激光治疗规划的速度规律运动激光光斑，消融时间为 60s，消融结束时刻病变组织状态切片如图 4-4 所示。

同时，两种消融治疗规划的组织状态指标对比曲线如图 4-5 所示。由图可知，对同一个病变组织，采用同一个激光光源，不同治疗规划方法会产生明显不同的治疗过程和治疗结果。因此，对于疾病的激光治疗，需要采取合适的激光治疗规划方法，通过实现预期治疗指标的方式，以达到实现治疗目标的目的。

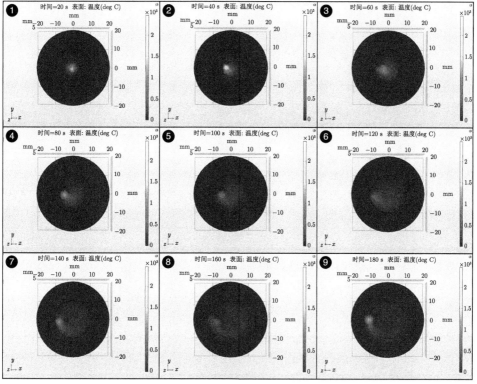

图 4-1　治疗规划方案 I 的激光消融温度演化

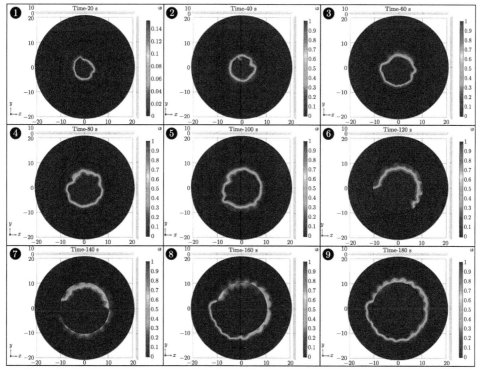

图 4-2　治疗规划方案 II 的消融的病变演化

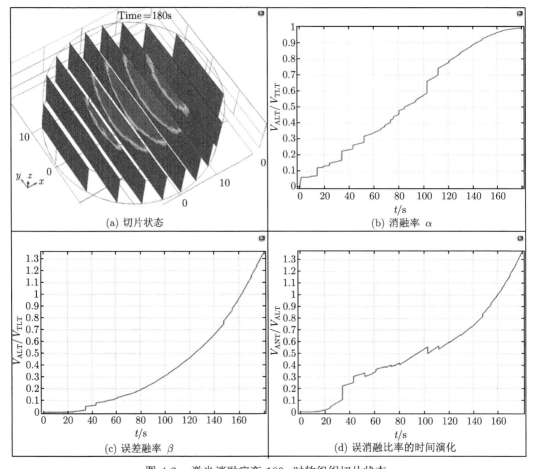

图 4-3　激光消融病变 180s 时软组织切片状态

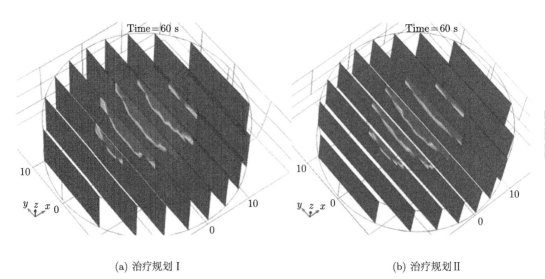

图 4-4　激光消融病变 60s 组织切片状态

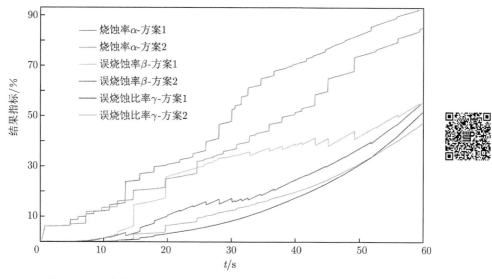

图 4-5　两种消融治疗规划下的三个消融结果指标随时间演化对比

以上度量指标从病变整体消融角度表征治疗效果，而微观表征消融过程的模型和指标请见激光–组织交互机理[4]。

4.3　浅表激光消融治疗规划

激光治疗方法对于皮肤病、纹身或其他面积限于局部的浅表病变或组织异常，如 0-IIa 型的侧扩性结直肠病变，其直径可以达到 10mm，而不增加软组织侵入深度，可以采用平面假设。此外，对于一些治疗范围没有强限制性约束的疾病，即对病变治疗的要求并不十分精准的病变，同样可以采用病变处于平面的假设。此类浅表病变激光消融治疗示意过程如图 4-6 所示。

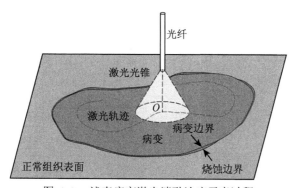

图 4-6　浅表病变激光消融治疗示意过程

4.3.1　离散点覆盖法激光治疗规划

利用得到的激光–组织相互作用机制，文献 [5] 提出了一种用于激光消融治疗规划方法，其基本思想是采用多个式 (2-4) 所代表的消融椭球覆盖病变组织的所有区域，以完成病变组织的治疗。

首先，利用 CCD 成像传感器实现病变轮廓的识别和提取。用 Ξ 表示成像传感器得到的病变轮廓曲线，如图 4-7 所示，同时假设 δ 代表病变的深度。由于一次激光消融致坏死组织的形式为椭球形，若要求所有病变组织被多次激光消融椭球体完全凝固和失活，任何两个相邻的激光消融椭球体之间必然存在重叠。

对于 L_i 和 L_j 表示的两束重叠激光，其参数分别为 $L_i : \{C_i, a_i, c_i\}$ 和 $L_j : \{C_j, a_j, c_j\}$，且 $l = |C_i C_j|$。由 L_i 和 L_j 切除的两部分组织分别用 x_i 和 x_j 表示。L_i 和 L_j 也分别表示相应的消融椭球体，此处重复使用了符号 L_i 和 L_j。$O - X''Y''Z''$ 为局部坐标系，如图 4-7(c) 所示。因此，未切除的健康组织的体积由下式确定：

$$\xi_i = \frac{\pi a_i^2 (c_i - \delta)^2 (2c_i + \delta)}{3c_i^2} \tag{4-7}$$

同时，对于两个相邻的激光消融椭球体，即非边缘消融 (none edge ablation，NEA) 情况，如图 4-7(a) 所示，完全未被消融的组织体积由下式确定，即

$$
\begin{aligned}
\xi_{i,j} &= \xi_i + \xi_j - \varepsilon \\
&= \frac{\pi a_i^2}{3c_i^2} (c_i - \delta)^2 (2c_i + \delta) - \int_0^{x_{\max}} \mathrm{d}x \int_0^{f_1(x)} \mathrm{d}y \int_{\Gamma_{i,j(1)}}^{\Gamma_{i,j(2)}} \mathrm{d}z \\
&\quad + \frac{\pi a_j^2}{3c_j^2} (c_j - \delta)^2 (2c_j + \delta) - \int_0^{x_{\max}} \mathrm{d}x \int_0^{f_2(x)} \mathrm{d}y \int_{\Gamma_{i,j(3)}}^{\Gamma_{i,j(4)}} \mathrm{d}z
\end{aligned} \tag{4-8}
$$

其中，ε 为 L_i 和 L_j 的重叠部分。ε 的 L_i 曲面由 $\Gamma_{i,j(1)}$ 和 $\Gamma_{i,j(3)}$ 构成，同时，ε 的 L_j 的外表面由 $\Gamma_{i,j(2)}$ 和 $\Gamma_{i,j(4)}$ 构成，如图 4-7(c) 所示。$f_1(x)$ 和 $f_2(x)$ 为 $\Gamma_{i,j(1)}$、$\Gamma_{i,j(2)}$、$\Gamma_{i,j(3)}$、$\Gamma_{i,j(4)}$ 与 Θ_1、Θ_2 之间的相交曲线在 $X\text{-}Y$ 平面上的投影线。

当激光照射曲线 Ξ 附近的组织时，即边缘消融 (edge ablation，EA) 的情况，也存在类似部分健康组织，以 ζ_k 表示被激光坏死的情况，在图 4-7(b)、(d) 中以 $\zeta_{k(1)}$、$\zeta_{k(2)}$ 表示。$O\text{-}X'Y'Z'$ 为局部坐标系，如图 4-7(d) 所示。ζ_k 由下式计算：

$$
\begin{aligned}
\zeta_k &= \zeta_{k(1)} + \zeta_{k(2)} \\
&= \frac{\pi a_i^2}{3c_i^2} (c_i - \delta)^2 (2c_i + \delta) - \int_0^\delta \mathrm{d}x \int_0^{g_1(x)} \mathrm{d}y \int_{\Gamma_{k(1)}}^{\Gamma_{k(2)}} \mathrm{d}z \\
&\quad + \int_0^\delta \mathrm{d}x \int_0^{g_2(x)} \mathrm{d}y \int_{\Gamma_{k(1)}}^{\Gamma_{k(2)}} \mathrm{d}z
\end{aligned} \tag{4-9}
$$

式中，$g_1(x)$、$g_2(x)$ 是 $\Gamma_{k(1)}$、$\Gamma_{k(2)}$ 的交线 Θ_3、Θ_4 在 $X'\text{-}Y'$ 平面上的投影。$\Gamma_{k(1)}$ 是 L_k 的外表面，$\Gamma_{k(2)}$ 由病变轮廓曲线决定，如图 4-7 所示。

根据式 (4-8) 和式 (4-9)，可以得到一种激光消融规划算法，其原理如图 4-8 所示。具体流程如下：

(1) 选择 Ξ 曲线上的起点 B_1，使得 $S/\pi a_i^2 = \bar{x}\%$，其中，S 为未切除的正常组织的上盖区域，见图 4-8 虚线内的区域。$\bar{x}\%$ 依据具体病变的临床治疗方案确定。如此，图 4-8 曲线 Ξ 上的下一个点 B_2 就确定了。

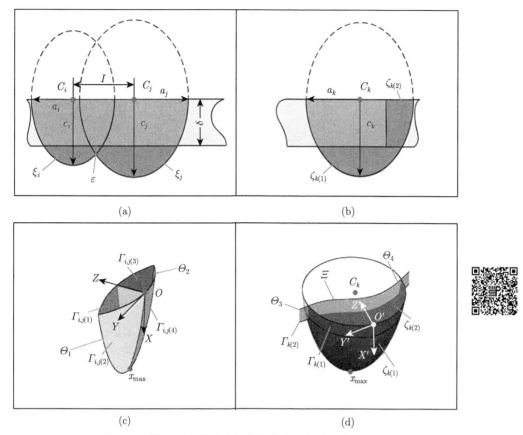

图 4-7 误被激光消融的健康组织的体积计算方法

(2) 重复以上步骤，直到 B_1 和 B_k 都在一个新圆，即圆 C_k 上。

(3) 设 $D_i(i = 1, 2, \cdots, k)$ 为两个相邻圆 $C_i(i = 1, 2, \cdots, k)$ 的交点，D_i 为闭合多边形 Ω 的顶点。

(4) 通过迭代执行步骤 1~3，被封闭多边形 Ω 包围的病变区域可以被消融。

(5) 当封闭曲线 Ξ 的内部 I_Ξ 被激光消融时，则停止算法。其中，$I_\Xi \subset \underset{n \in \bar{N}}{U} C_n$，激光总消融次数 $\bar{N} = N_I + N_E$，N_I、N_E 分别为非边缘消融和边缘消融的总消融次数。在图 4-8 中，$N_I = k$。

因此，被激光消融的健康组织的总体积为

$$V_t = \sum_{i,j \in N_I, L_i \cap L_j \neq 0} \xi_{i,j} + \sum_{k \in N_E} \zeta_k \tag{4-10}$$

为了在激光消融照射次数和错误消融的组织的体积之间取得平衡，通过求解如下优化问题得到消融参数，即

$$\min_{V_t, n} \left(w_{\bar{N}} \bar{N} + w_{V_t} V_t \right) \tag{4-11}$$

式中，$w_{\bar{N}}$、w_{V_t} 是激光消融照射次数 N 和误被消融组织的权重，同时，w_{V_t} 和 $w_{\bar{N}}$ 取决于临床治疗目标。利用该算法，激光消融系统可以完成对平面浅表病变的治疗。

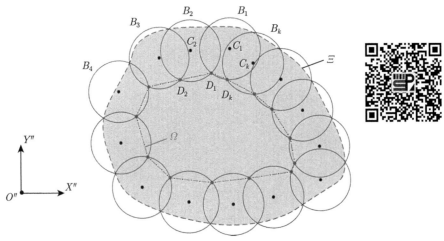

图 4-8　激光消融规划算法

4.3.2　连续运动光斑激光治疗规划

常见二维浅表病变的轮廓总体可以分为两类, 即圆形对称性轮廓病变和不规则轮廓病变。对于前者可以采用循环膨胀消融规划方法, 对于后者可以考虑采用逐行扫描消融治疗规划方法。此外, 由于前者可以作为后者的特例处理, 因此, 逐行扫描治疗规划方法也适用于前者的治疗规划。需要特别说明的是, 本部分治疗规划方法仅根据浅表病变所具有的图形特点, 即浅表病变的几何轮廓形状特点制定。采用激光热融方法治疗任何一种病变的前提为从医学角度判断该种病变是否合适激光治疗。对于适合激光治疗的浅表病变, 可考虑采用以下方法进行治疗。

1. 循环膨胀法激光消融治疗规划

一些疾病通常具有圆形对称或近似圆形对称的特点。例如, 皮肤病学中对黑色素瘤进行诊断的 abcde 法则 (asymmetry 不对称, border 边界不齐, color 颜色不均, diameter 直径多小于 6mm, evolving 随时间进展), 即涉及对病变是否具有对称性的判断。

以图 4-9 所示的圆形病变激光治疗规划为例, 介绍循环膨胀法激光消融治疗规划方法。处理流程为: 病变轮廓提取、构建三维模型、组织热参数设置、激光热源方程、消融路径规划和热损伤条件设置。最终获得包括病变组织在内的组织温度分布、组织整体热坏死状态 (包括病变组织热坏死状态和正常组织热坏死状态)、病变组织消融率、正常组织误消融率以及误消融正常组织与病变组织比率。

本例中激光热源方程为

$$r(t) = \sqrt{(x - x(t))^2 + (y - y(t))^2} \tag{4-12}$$

式中, x 和 y 所处坐标系如图 4-9(a) 所示。

激光终端输出热通量为

$$h_f = \frac{P}{\pi R^2} e^{\left(-r^2/R^2\right)} \tag{4-13}$$

式中，P 为激光功率；R 为激光照射在生物组织表面的光斑半径；x 和 y 所处坐标系如图 4-9(a) 所示。

对于消融规划路径（激光光斑运行轨迹），其中，激光光斑随时间变化沿 x 方向运动的控制方程为

$$x(t) = (2/60)t\cos(t) \tag{4-14}$$

同时，激光光斑随时间变化沿 y 轴方向运动的控制方程为

$$y(t) = (2/60)t\sin(t) \tag{4-15}$$

方程 (4-14)、方程 (4-15) 代表的激光光斑随时间变化沿 x 和 y 轴方向运动的控制方程对应的轨迹如图 4-9(b) 和 (c) 所示。

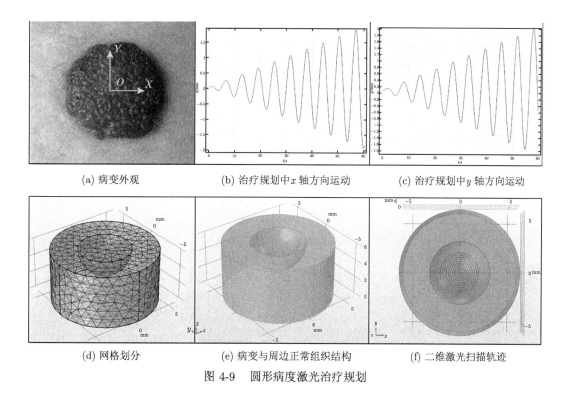

(a) 病变外观　　　　(b) 治疗规划中 x 轴方向运动　　　　(c) 治疗规划中 y 轴方向运动

(d) 网格划分　　　　(e) 病变与周边正常组织结构　　　　(f) 二维激光扫描轨迹

图 4-9　圆形病度激光治疗规划

对总时长 60s 的消融过程中，间隔 4s 的瞬态组织温度分布如图 4-10 所示，消融结束时刻组织温度切片如图 4-11 所示，正常与病变组织整体热坏死状态空间–时间演化过程如图 4-12 所示，消融结束时刻正常与病变组织整体热坏死状态切片如图 4-13 所示，病变组织热坏死状态空间–时间演化如图 4-14 所示，消融结束时刻病变组织热坏死状态切片如图 4-15 所示，正常组织热坏死状态空间–时间演化如图 4-16 所示，结束时刻正常组织热坏死状态切片如图 4-17 所示。

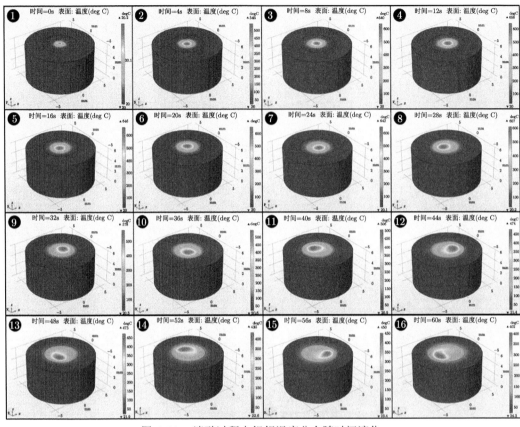

图 4-10 消融过程中组织温度分布随时间演化

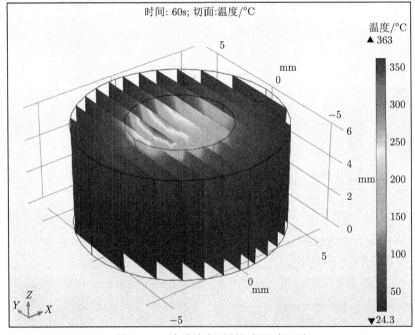

图 4-11 消融结束时刻组织温度切片

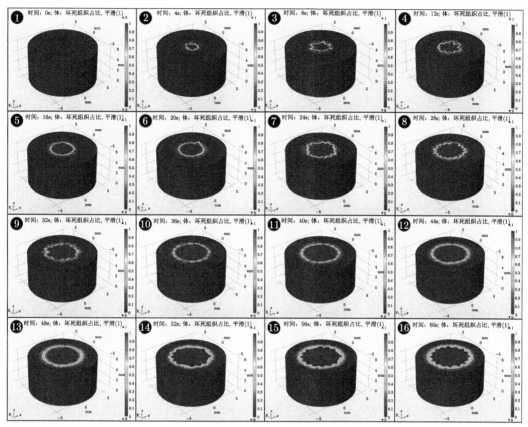

图 4-12　正常与病变组织整体热坏死状态空间–时间演化

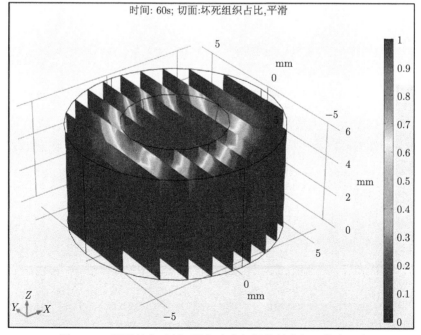

图 4-13　消融结束时刻正常与病变组织整体热坏死状态切片

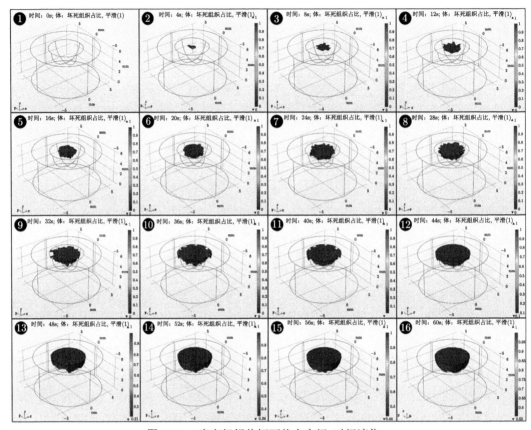

图 4-14　病变组织热坏死状态空间–时间演化

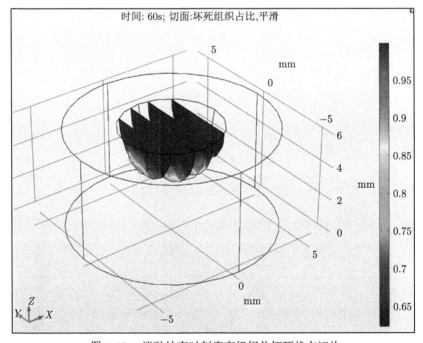

图 4-15　消融结束时刻病变组织热坏死状态切片

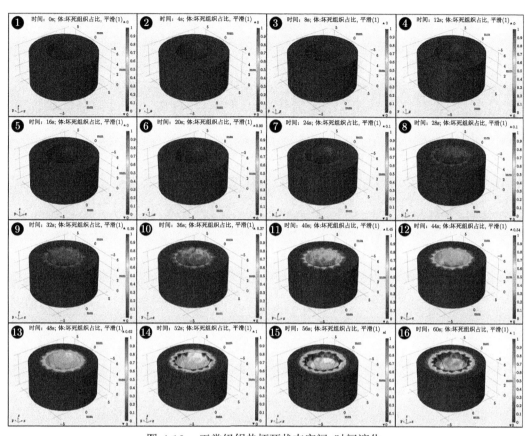

图 4-16　正常组织热坏死状态空间–时间演化

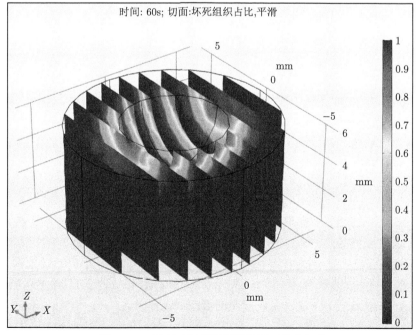

图 4-17　结束时刻正常组织热坏死状态切片

消融指标，包括消融率 α (蓝)、误消融率 β(红) 和误消融正常组织与病变组织比率 γ 随时间演化过程如图 4-18 所示。从图中可见，在消融治疗结束时刻，即时间为 60s 时，病变组织消融率为 98%，正常组织误消融率为 80%，误消融正常组织与病变组织比率为 82%。因此，总体而言，规划的激光消融方法可以将病变组织几乎全部坏死（残余率 2%）。但同时也能发现，健康组织被激光坏死的体积达到了总体积的 80%。这种方式对疾病治疗具有一定的实用价值，或者对于可替代性强的健康组织包裹的病变组织进行治疗也是一种可行的治疗方案。但对于病变周边含有人体关键组织的状态，这种方案将带来很严重的并发症。

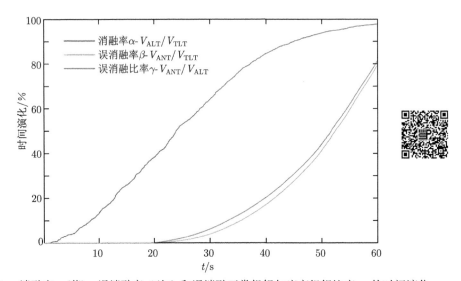

图 4-18　消融率 α(蓝)、误消融率 β(红) 和误消融正常组织与病变组织比率 γ 的时间演化

2. 逐行扫描法激光消融治疗规划

以不规则皮肤病变为例，说明本方法的处理流程，具体如下。

病变轮廓 Γ 在 y 轴方向上的占位区间长度记为 L。调节激光终端与病变所在平面距离，使激光在病变表面的光斑可被 L 等分，假定等分数为 n, $n = 1, 2, \cdots$，并记光斑半径为 η。由上至下，记各等分中心 y 坐标为 y_j, $j = 1, 2, \cdots, k$。记过 y_j, $j = 1, 2, \cdots, k$ 且平行于 x 轴的直线组为 L_j, $j = 1, 2, \cdots, k$。进一步，记直线 L_j, $j = 1, 2, \cdots, k$ 与病变轮廓 Γ 交点为 p_{j_t}, $j = 1, 2, \cdots, k$, $t = 1, 2, \cdots$，且交点坐标记为 $(x^{\mathrm{L}}_{\mathrm{p}_{j_t}}, y^{\mathrm{L}}_{\mathrm{p}_{j_t}})$, $j = 1, 2, \cdots, k$; $t = 1, 2, \cdots$, $(x^{\mathrm{R}}_{\mathrm{p}_{j_t}}, y^{\mathrm{R}}_{\mathrm{p}_{j_t}})$, $j = 1, 2, \cdots, k$; $t = 1, 2, \cdots$, 上标 L 和 R 分别代表左侧和右侧，t 表示直线 L_j, $j = 1, 2, \cdots, k$ 与病变轮廓 Γ 相交且属于轮廓内部的直线段数量。激光在病变轮廓 Γ 内，沿着 L_j, $j = 1, 2, \cdots, k$ 由左至右运动。若 $j = q$ 时，$t = 1$，则激光作用起点和终点分别为 $(x^{\mathrm{L}}_{\mathrm{p}_q} + \eta, y^{\mathrm{L}}_{\mathrm{p}_q})$ 和 $(x^{\mathrm{R}}_{\mathrm{p}_q} - \eta, y^{\mathrm{R}}_{\mathrm{p}_q})$。当 $j = s$, $t > 1$ 时，激光作用起点和终点分别为 $(x^{\mathrm{L}}_{\mathrm{p}_{s_h}} + \eta, y^{\mathrm{L}}_{\mathrm{p}_{s_h}})$ 和 $(x^{\mathrm{R}}_{\mathrm{p}_{s_h}} + \eta, y^{\mathrm{R}}_{\mathrm{p}_{s_h}})$, $1 \leqslant h \leqslant t$。以先行扫后列扫的方式按照上述方法遍历 L_j, $j = 1, 2, \cdots, k$，以完成病变的治疗。

对于如图 4-19(a)、(b) 所示的皮肤病变，采用上述方法进行治疗规划，获得的规划路径如图 4-19(c) 所示。整体处理流程同前述激光消融治疗规划的循环膨胀法。

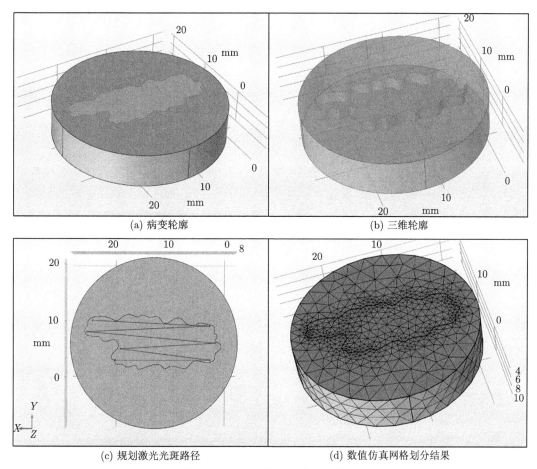

(a) 病变轮廓　　　　　　　　　　　　　(b) 三维轮廓

(c) 规划激光光斑路径　　　　　　　　　(d) 数值仿真网格划分结果

图 4-19　治疗规划方法的主要设定

本例中激光热源方程为

$$r(t) = \sqrt{(x - x(t))^2 + (y - y(t))^2} \qquad (4\text{-}16)$$

其中，x 和 y 所处坐标系如图 4-19(d) 所示。

随时间变化的消融规划路径（激光光斑运行轨迹）为

$$x(t) = \begin{cases} -(21/10)t + 24 & 0 \leqslant t < 10 \\ (22/10)t - 19 & 10 \leqslant t < 20 \\ -(23/10)t + 71 & 20 \leqslant t < 30 \\ (17/10)t - 49 & 30 \leqslant t < 40 \\ -(16/10)t + 83 & 40 \leqslant t < 50 \\ (17/10)t - 82 & 50 \leqslant t \leqslant 60 \end{cases} \qquad (4\text{-}17)$$

$$y(t) = \begin{cases} -(1/10)t + 10 & 0 \leqslant t < 10 \\ -(1/10)t + 10 & 10 \leqslant t < 20 \\ -(2/10)t + 12 & 20 \leqslant t < 30 \\ -(1/10)t + 9 & 30 \leqslant t < 40 \\ -(2/10)t + 13 & 40 \leqslant t < 50 \\ 3 & 50 \leqslant t \leqslant 60 \end{cases} \tag{4-18}$$

本例治疗规划方法的主要设定如图 4-19 所示。依据上述分析进行的激光消融模拟总时长 60s，间隔为 4s 的消融过程温度状态演化分布如图 4-20 所示。消融结束时刻温度分布切片如图 4-21 所示。

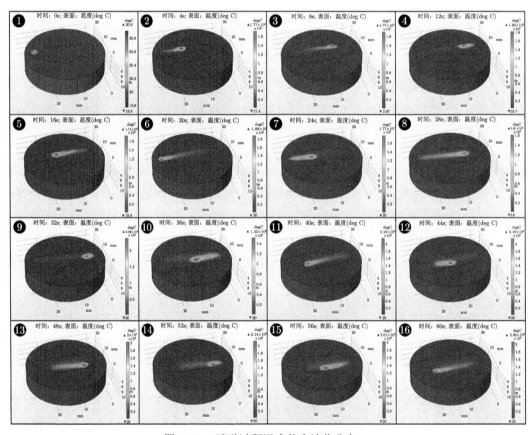

图 4-20　消融过程温度状态演化分布

最终获得包括病变在内的组织温度分布、组织整体热坏死状态（包括病变组织热坏死状态和正常组织热坏死状态）、病变组织消融率、正常组织误消融率以及误消融正常组织与病变组织比率。其中，正常和病变组织整体热坏死状态空间–时间演化如图 4-22 所示。结束时刻正常和病变组织整体热坏死状态切片如图 4-23 所示。病变组织热坏死状态空间–时间演化如图 4-24 所示。结束时刻病变组织热坏死状态切片如图 4-25 所示。正常组织热坏死状态空间–时间演化如图 4-26 所示。结束时刻正常组织热坏死状态切片如图 4-27 所示。

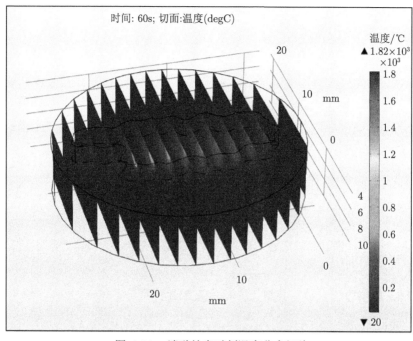

图 4-21 消融结束时刻温度分布切片

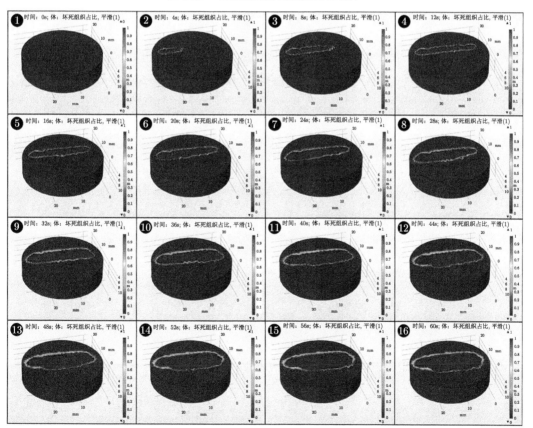

图 4-22 正常和病变组织整体热坏死状态空间-时间演化

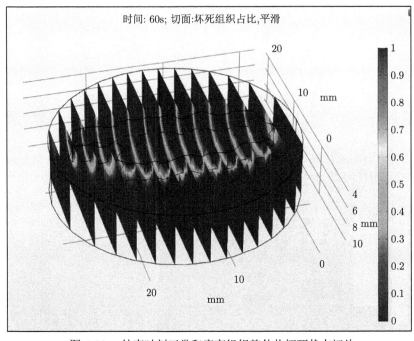

图 4-23 结束时刻正常和病变组织整体热坏死状态切片

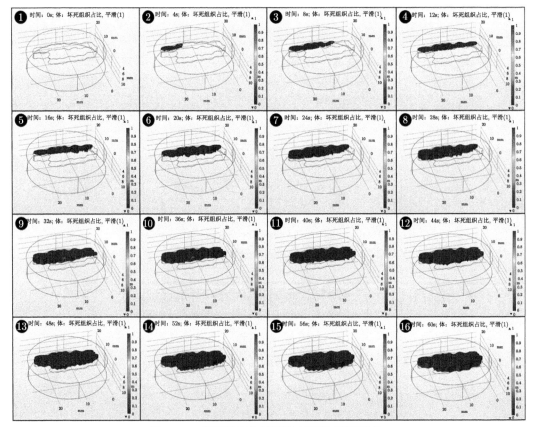

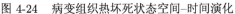

图 4-24 病变组织热坏死状态空间–时间演化

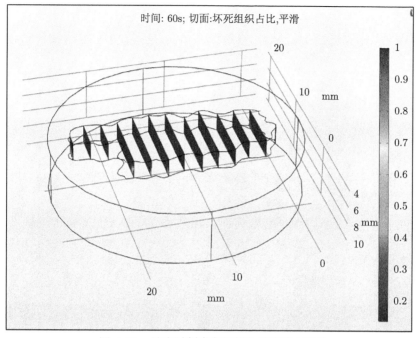

图 4-25　结束时刻病变组织热坏死状态切片

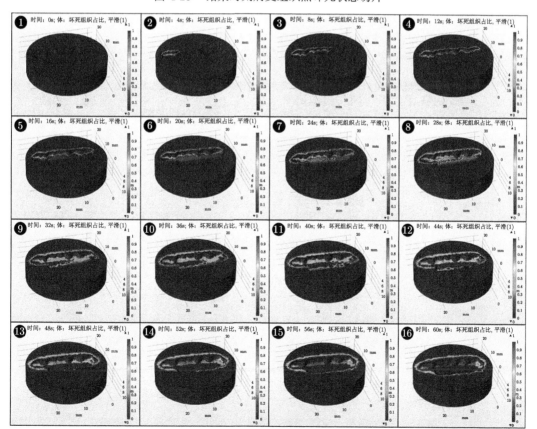

图 4-26　正常组织热坏死状态空间–时间演化

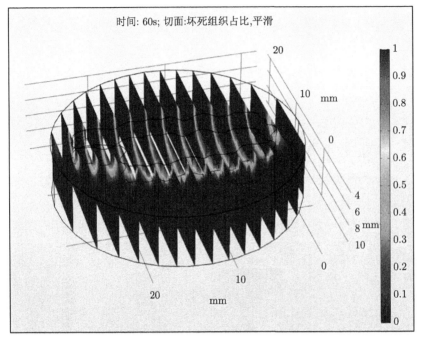

图 4-27　结束时刻正常组织热坏死状态切片

　　以上图形显示在 60s 之内，病变组织大部分已经被热坏死。定量描述指标，包括病变消融率 α(蓝)、正常组织误消融率 β(红) 和误消融正常组织与病变组织比率 γ(绿) 在治疗过程中的时间演化过程如图 4-28 所示。消融 60s 时消融率达到 97%，正常组织误消融率为 117%，误消融正常组织与病变组织比率为 121%。由此表明，利用当前规划方法治疗后，病变残余率为 3%，同时被坏死的正常组织的体积已经大于病变组织的体积，是否能够用于特定疾病的激光治疗，须由医生根据该病的特定病理特点确定。

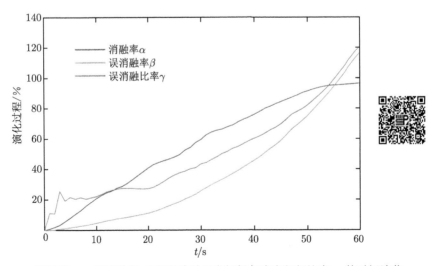

图 4-28　消融率 α、误消融率 β 和误消融正常组织与病变组织比率 γ 的时间演化

4.4　三维空间激光消融治疗规划

对于可观察表面以下深层或深入体内的病变或异常组织，如脑病变等，激光治疗过程难以采用平面假设，此时选择使用激光进行治疗就需要完成三维空间治疗规划。

4.4.1　基于粒子群方法的三维离散点覆盖方法

本节介绍一种通过同心管连续体激光机器人对实体组织内部病变进行热坏死治疗的激光治疗规划方法[6-7]，该机器人的工作状态如图 4-29 所示，其中，同心管连续体激光机器人用于定位热消融激光探针。该方法通过对热场分布和机器人构型进行联合优化，以完成整体治疗规划。

第一步，依据医学成像手段获得的患者病变形态完成治疗规划，以确定激光热损伤椭球体组合的最优位置，即加热椭球体的数量、位置和大小，如图 4-29 所示。这个计划阶段的目标是尽量减少病变体积和消融重叠。当这些目标相互竞争时，选择一种多目标优化算法。该阶段规划的结果是一组帕累托 (Pareto) 最优解。从帕累托最优解集合中选择一个解，既可以通过外科医生手动进行，也可以通过对椭球不同分布的效果进行评估来完成自动选择。

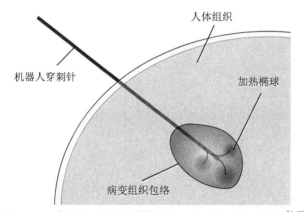

图 4-29　采用同心管连续体激光机器人治疗病变示意图[6-7]

第二步，将选定的解决方案输入到机器人参数规划中，确定同心管连续体机器人的最优结构参数，使第一步制定的所有消融椭球体都可以实现，并确定进入病变的多个可行插入路径。如果机器人参数规划不成功，即没有找到一个可行的管状连续体机器人结构参数来定位消融对象，则从帕累托最优解前沿选择优化代价类似的最靠前的第一个解。最终，整体规划结果包括最佳消融椭球数量、位置和大小以及机器人参数和进入病变区域的插入路径。

1. 病变形态激光治疗规划

病变形态激光治疗规划的目标是获得覆盖特定的患者病变形体所需的消融椭球体对象 O 的最佳数量 n，椭球体的位置 $\boldsymbol{p}_i = [x_i, y_i, z_i]$ 和椭球体大小 s_i，$i \in [1, \cdots, n]$。其中，$[x_i, y_i, z_i]$ 是消融椭球体的中心点坐标，s_i 是该椭球的半径。为了简化，此处设定为球体，如图 4-30 所示。

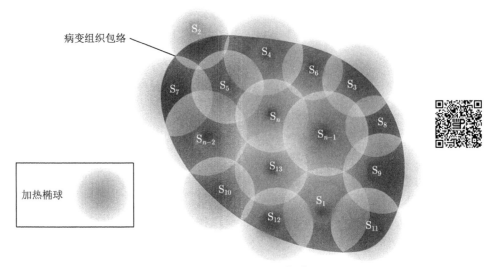

图 4-30　3D 空间覆盖消融规划算法[6-7]

首先定义激光治疗规划涉及的优化问题。本优化问题具有多个目标函数 f_1 和 f_2，可表示为

$$\min y = f(x) = (f_1(x), f_2(x)) \tag{4-19}$$

式中，x 定义了决策向量。目标函数 f_1 定义了残余体积的百分比，即病变未被消融椭球覆盖的空间区域。目标函数 f_2 定义了重叠区域的百分比，即消融椭球之间重叠的空间区域的并集。

决策向量定义为 $\boldsymbol{x}_k = \{[x_1, y_1, z_1, s_1], \cdots, [x_n, y_n, z_n, s_n]\}$，$n$ 为消融球体的数量，$\boldsymbol{p}_i = [x_i, y_i, z_i]$ 定义消融球体的球心位置，s_i 定义消融球体的大小。在目标函数的优化过程中，涉及 Pareto 最优和占优概念。若对所有 j 存在 $f_j(\boldsymbol{x}_k) \leqslant f_j(\boldsymbol{x}_{k+1})$，$\forall j = 1, 2, \cdots, N$，$N$ 为目标数量，或对于某些 j 存在 $f_j(\boldsymbol{x}_k) < f_j(\boldsymbol{x}_{k+1})$，则称决策向量 $\boldsymbol{x}_k$ 严格占优决策向量 $\boldsymbol{x}_{k+1}$，即 $\boldsymbol{x}_k \prec \boldsymbol{x}_{k+1}$，其中，$k$ 是搜索空间中决策向量的数量。若对所有 j，均存在 $f_j(\boldsymbol{x}_k) \leqslant f_j(\boldsymbol{x}_{k+1})$，则称决策向量 $\boldsymbol{x}_k$ 弱占优决策向量 $\boldsymbol{x}_{k+1}$，即 $\boldsymbol{x}_k \preceq \boldsymbol{x}_{k+1}$。所有非严格占优决策向量的解集合构成 Pareto 优先解。

由于可使用的消融球体数目可变，因此，粒子长度也可变。为了对参数施加约束，使决策向量保持在搜索空间内，根据参数上边界 u_{b_m} 和参数下边界 l_{b_m}，将所有超出边界的参数重新定位到其在参数空间内最接近的值。基于患者病变形体的空间形态分布，可将位置向量 $\boldsymbol{p}_i = [x_i, y_i, z_i]$ 保持在参数空间内。

基于上述设置，采用多目标粒子群优化算法中的变长粒子群算法来完成激光治疗规划。在粒子群优化算法中，群或种群由 P 个决策向量或所谓的粒子组成。每个粒子 k 由其当前位置 $\boldsymbol{x}_k^t$ 定义，并在时间步长为 t 时，通过由速度 $\boldsymbol{v}_k^t$ 控制的搜索空间移动。进一步，每个粒子被分配一个由两个目标 f_1 和 f_2 定义的代价。从第 t 代到第 $t+1$ 代，群成员的位置和速度都发生变化，在第 $t+1$ 步，每个粒子的速度 $\boldsymbol{v}_k^{t+1}$ 影响粒子的位置 $\boldsymbol{x}_k^{t+1}$。速度 $\boldsymbol{v}_k^{t+1}$

取决于粒子的个体最优解 $\boldsymbol{p}_{b_k}^t$ 和全局最优解 $\boldsymbol{g}_{b_k}^t$。对每个粒子的分量 m 依据下式进行更新

$$\boldsymbol{v}_{k_m}^{t+1} = w \cdot \boldsymbol{v}_{k_m}^t + c_1 \cdot r_1 \cdot (\boldsymbol{p}_{b_{k_m}}^t - \boldsymbol{x}_{k_m}^t) + c_2 \cdot r_2 \cdot (\boldsymbol{g}_{b_m}^t - \boldsymbol{x}_{k_m}^t) \tag{4-20}$$

式中，w 为惯性权重，c_1、c_2 为控制个体最佳和全局最佳影响的常数，r_1、r_2 为 $[0,1]$ 范围内随机参数。一旦确定了每个分量的速度 $\boldsymbol{v}_{k_m}^{t+1}$，则由下式更新粒子的位置 $\boldsymbol{x}_{k_m}^{t+1}$：

$$\boldsymbol{x}_{k_m}^{t+1} = \boldsymbol{x}_{k_m}^t + \boldsymbol{v}_{k_m}^{t+1} \tag{4-21}$$

变长粒子 $\boldsymbol{x}_k$ 的每个分量 m 在参数空间内按照随机分布进行初始化。所有代次的非占优解存储在 $\boldsymbol{A}_t$ 中。将当前粒子群中的每个非占优粒子都加入到 $\boldsymbol{A}_t$ 中。如果一个粒子被 $\boldsymbol{A}_t$ 中的另一个粒子占优，则该粒子将从 $\boldsymbol{A}_t$ 中删除。当达到最大代次 G 时，优化终点和帕累托最优解皆存储于 $\boldsymbol{A}_t$ 中。

2. 激光机器人参数规划

激光机器人参数规划的目标是确定同心管连续体激光机器人的设计参数和配置参数，这样既可以实现将激光光纤定位在病变体积内，同时也可以实现病变形态治疗规划阶段确定的激光消融球体分布。机器人参数规划的输入为消融球体的数量 n，位置 $\boldsymbol{p}_i = [x_i, y_i, z_i]$ 和尺寸 s_i，其中，$i \in [1, 2, \cdots, n]$。这里，假定激光光纤消融产生的损伤区为一个球形区域，损伤区可以根据实验测定进行调整。

首先，定义机器人参数优化问题。本优化问题的目标函数 f_3，为病变形态治疗规划过程中的优化坏死球体分布的可达消融对象数量，可记为

$$\max y = f_3(x) \tag{4-22}$$

决策向量由 $\boldsymbol{x}_k = \{\boldsymbol{o}, \boldsymbol{d}, L_c, \kappa\}$ 定义，其中，$\boldsymbol{o}$ 表示组织上的入点，$\boldsymbol{d}$ 表示进入体内指向病变方向的轨迹向量，L_c 和 κ 分别为同心管机器人的中管弯曲长度及其曲率。后两个参数表示在优化过程中保持轨迹 $\boldsymbol{d}_k$ 不变的情况下，同心管连续体机器人的可变设计参数。同时，对每个粒子而言，这两个参数可以进行不同的初始化。轨迹 $\boldsymbol{d}_k$ 由入点 $\boldsymbol{o}_k$ 到病变质心 $\boldsymbol{c}$ 的向量定义。同样，超出边界的参数将被重新定位到参数空间中与其最接近的可行解。

在机器人参数规划过程中再次采用粒子群优化算法优化机器人的设计和配置参数。由于每个决策向量由具有不同单位的分量组成，因此，该算法单独更新每个粒子的各个分量。同心管连续体机器人的直线长度 L_{s1} 和 L_{s2} 根据需要进行设定，此处保持不变，且可以根据人体组织特点将其初始化为 $L_{s1} = L_{s2} = 400\text{mm}$。

L_c 的速度和位置以及 κ 的变化由式 (4-20) 和式 (4-21) 计算。进一步，利用粒子群算法求 f_3 最大值，使其可覆盖所有消融椭球体。为了确定一个粒子，即具有长度为 L_c 且轨迹及其曲率分别为 $\boldsymbol{d}_k$、κ 的同心管连续体机器人，是否能够通过激光探头的尖端到达特定位置，通过数值求解正运动学来求解逆运动学。逆运动学的输入是中心点 $\boldsymbol{p} = [x_n, y_n, z_n]$ 的球体总数 n，该总数也决定了是否存在可行解 $\boldsymbol{q}$。因为只有当管在被弯曲后仍保留在病变的空间包络以内时，构型 $\boldsymbol{q}$ 才是可行的，否则必将坏死正常组织，而这在大多数情况下是不被允许的，尤其当被坏死的组织是神经和血管等生命关键组织时。

如果一个粒子能够到达所有消融椭球体，且 $f_3 = n$，此时，该粒子是一个机器人参数规划问题的可行解。至此，获得了机器人参数规划的输出，即满足 $f_3 = n$ 的粒子，该粒子含有入点 o_k、轨迹 d_k、弯曲长度 L_c 和曲率 κ 四个参数。

总之，对于同心管连续体激光治疗机器人，可以通过多目标变长粒子群优化算法在 n 维搜索空间中寻找最优解，具体目标是优化管状连续体机器人构型、设计参数和最优插入路径，同时优化坏死椭球分布在病变组织内的数量、位置和大小等参数。

4.4.2　机器学习规划技术

除了粒子滤波技术，机器学习也是一种通过优化计算来获得激光消融治疗规划方案的方法。以治疗颞叶内侧癫痫 (mesio-temporal lobe epilepsy，MTLE) 为例，激光间质热疗方法首先通过穿刺针建立的光纤路径完成激光消融终端的布放，继而通过加热完成病变的坏死。该方法[8] 的主要步骤如下：

第一步，分割颅内各解剖结构，尤其涉及对疾病治疗的有关结构，包括大脑皮层、脑沟、颞叶内侧结构 (海马、杏仁核、内嗅皮层、海马旁回)、脑干和脑室，并重建各结构的三维模型。

第二步，确定穿刺针进入区域、目标区域和杏仁海马移行区综合体的侵蚀区域。

第三步，给出优化指标，即一个复合分数，并通过机器学习方法向目标方向优化该指标。

优化指标涉及以下变量：

(1) 颅内导管长度。

(2) 激光导管进入颅骨的角度。

(3) 海马近端头和 AHC(amygdalo-hippocampal complex) 的坏死。

(4) 与脑干的距离。

同时，去掉一些不满足约束条件的路径，包括角度小于 35°，长度小于 120mm，与脑干距离大于 7.5mm，并拒绝回避脑室。优化与关键结构之间的距离，其中，最小距离设置为 3mm。整体风险评估分值 R 依照下式计算，并将 R 在 0 到 2 之间进行标准化。

$$R = \sum_i^N \frac{10 - \text{Dist}(i)}{N(10-3)} \qquad \text{Dist}(i) > 3 \qquad (4\text{-}23)$$

或

$$R = 1 + \sum_i^N \frac{3 - \text{Dist}(i)}{3N} \qquad \text{Dist}(i) \leqslant 3 \qquad (4\text{-}24)$$

式中，i 为路径节点标号。

与给定节点距离大于 3mm 时由式 (4-23) 计算，而其小于 3mm 时则由式 (4-24) 计算。因此，风险指数 $R = 0$ 表示整个路径所有点与关键结构的距离都大于 10mm，而风险指数 $R = 1$ 表示整个路径所有点与关键结构的距离恒为 3mm。风险指数 $R > 1$ 表示路径上存在与关键结构距离小于 3mm 的点。因此，后者在实际操作过程中导致出血的风险更高。

在依据下列条件所重构的三维解剖环境中，确定优化的路径参数。这些条件包括：

(1) 候选入点所在区，包括枕下回 (inferior occipital gyrus，IOG)、枕中回 (middle occipital gyrus，MOG)、颞下回 (inferior temporal gyrus，ITG)、颞中回 (middle temporal gyrus，MTG)。

(2) AHC 的形态侵蚀，以圆周缩小方式减小至 2mm 构成。

(3) 目标区域 (杏仁核的质心在 X、Y 和 Z 平面上平移 0 到 3mm 构成的空间范围)。

基于这些参数组合，为每个重构的三维解剖结构单独生成多条路径，并通过下式计算复合得分 S_c，即

$$S_c(\text{ml}) = \frac{\text{AHC}_{ab}}{\text{AHC}_{av}} - \frac{\text{PHC}_{ab}}{\text{PHC}_{av}} \tag{4-25}$$

式中，AHC_{ab}、AHC_{av}、PHC_{ab} 和 PHC_{av} 分别为 AHC 的消融体积、AHC 的解剖结构体积、PHC 的消融体积、PHC 的解剖结构体积。AHC 和 PHC 表示相应结构的体积。

进一步，建立了随机森林和线性回归两种基于监督回归的机器学习模型，以预测复合消融评分，并确定入点和目标点组合，最大限度地消融 AHC，同时保留右海马旁回 (parahippocampal gyrus，PHG)。进一步生成临床可行的路径，从而优化安全性指标[8]。上述工作为外科医生提供所需的激光消融长度以实现预期的坏死体积。在治疗过程中，通过磁共振热成像引导，外科医生可以反复取出激光导管以实现邻接的消融坏死体积。

通过上述两种优化方法的介绍可以看到，对于激光治疗优化问题，在给定了病变和脑组织结构的情况下，其他优化方法，也可能获得一些优化结果。同时，需要注意的是，由于仿真方法难以完全复现组织内部的情况。因此，在使用上述优化方法的过程中，需要通过实际临床验证，并在结果基础上进行修正和算法改进。

4.5 激光终端位置有偏的治疗规划

前述方法均以光纤终点位置布放准确为前提条件，规划激光消融治疗方案。然而，在实际激光治疗时，常常出现激光终端定位不准确的情况。在这种情况下，如何确定有效的激光治疗规划方案，以完成对病变的彻底坏死，具有实际意义。

一种针对上述问题的激光规划方法[9] 首先从几何出发做了问题简化，从而减少了治疗规划的自由度。进一步，定义了以固定尺寸的消融区域完全覆盖给定形状和大小的治疗对象所需的最小方案，并通过增加光纤数目来系统性的扩展该方案。

所提出的激光光纤放置的规划方法基于以下约束：

(1) 对于一个给定的计划，消融直径的增加将导致治疗计划的边缘在治疗对象周围几乎一致的增加。

(2) 最多允许 8 个目标点 (激光光纤数量)。

(3) 所有单个消融区域的直径都相等。

遵循这些指导方针，提供以下两种光纤位置布放模式：

① 模式 A 激光光纤终端点沿椭圆体形病变的主轴布放，即线性模式。

② 模式 B 激光光纤沿一条封闭椭圆形曲线布放，该椭圆为病变椭球体的外周椭圆边界等距缩进构成的同轴椭圆边界，即同心椭圆模式。

对包括病变形体长度、病变形体长宽比和激光光纤数量三个可变参数的每种自由组合，激光治疗所需的最小消融半径及其对应的上述两种治疗模式即可以确定，这样病变区域就可以无遗漏地完全被覆盖，即实现目标边界的与任何外部消融区域边界之间的距离为零。该方法定义了一族基线治疗规划。每个基线规划可以通过增加激光光纤的数量来扩充，如此便增加了消融区域的重叠，同时扩展了目标外围的边界。

在所有情况下，针管的最终放置相对于计划位置都存在误差，同时可能导致治疗的目标比例低于 100%。实际结果将是以下变量的函数，包括规划的激光光纤的位置、消融区域的大小以及针管布放误差的概率密度函数。

以下描述存在针管布放位置不确定情况下的治疗规划重叠模型，以及针管布放误差的概率密度函数。一旦给定病变形体和制定的治疗规划，就期望获得对病变目标达成指定坏死百分比的概率。这个概率由病变目标达成坏死百分比的互补累积分布函数 (complementary cumulative distribution function，CCDF) $\bar{F}$ 确定，即

$$\bar{F}(y) = P(f_t \geqslant y) \qquad 0 \leqslant y \leqslant 1 \tag{4-26}$$

式中，f_t 为病变形体中坏死部分的体积比；$\bar{F}(y)$ 为 f_t 大于或等于给定值 y 的概率。对于特定的目标和治疗计划，$\bar{F}(y)$ 表示给定比例或全部病变组织坏死的概率。

f_t 定义为坏死的病变组织体积 V_{T_A} 与病变组织总体积 V_T 的比值：

$$f_t = \frac{V_{T_A}}{V_T} \tag{4-27}$$

对于病变区域 T，以及由规划的病变目标点 $p_{\mathbf{t}_1}, p_{\mathbf{t}_2}, \cdots, p_{\mathbf{t}_n}$ 确定的 n 个坏死区域 $A_1, A_2, \cdots, A_n$，V_{T_A} 的表达式为

$$V_{T_A}(e_1', e_2', \cdots, e_n', p_{\mathbf{t}_1}, p_{\mathbf{t}_2}, \cdots, p_{\mathbf{t}_n}) = \int_T T(x) \cap [A_1(p_{\mathbf{t}_1} + e_1') \cup \cdots \cup A_n(p_{\mathbf{t}_n} + e_n')] \mathrm{d}x \tag{4-28}$$

式中，$e_1, e_2, \cdots, e_n$ 分别为 n 个病变坏死区域的布针位置误差。同时，T 和 A_i 的定义如下：

$$T(x) = \begin{cases} 1 & x \in \Omega \\ 0 & x \notin \Omega \end{cases} \tag{4-29}$$

和

$$A_i(x) = \begin{cases} 1 & x \in \Lambda \\ 0 & x \notin \Lambda \end{cases} \tag{4-30}$$

式中，Ω 和 Λ 分别表示病变边界投影的内部区域和坏死组织的区域内部。

由上述结果，可得如下的 $\bar{F}$ 表达式：

$$\bar{F}(y) = \int \cdots \int_{J(y)} \prod_{i=1}^n g_i(e_i') \mathrm{d}^2 e_1', \cdots, \mathrm{d}^2 e_n' \tag{4-31}$$

式中，$g_i(e_i)$ 为第 i 个针管布放位置误差 e_i 的概率密度函数；$J(y)$ 为满足 $f_t \geqslant y$ 条件下的 $e_1, e_2, \cdots, e_n$ 的集合，即

$$J(y) = \{e_1, e_2, \cdots, e_n | f_t \geqslant y\} \tag{4-32}$$

此外，式 (4-31) 也可以写为

$$\bar{F}(y) = E[l_y] \tag{4-33}$$

式中，l_y 为指标函数，即

$$l_y = \begin{cases} 1 & (e_1, e_2, \cdots, e_n) \in J(y) \\ 0 & (e_1, e_2, \cdots, e_n) \notin J(y) \end{cases} \tag{4-34}$$

同时，$E[l_y]$ 是 l_y 的数学期望。当且仅当针管的最终布放位置 (包括针管布放位置误差) 满足坏死组织的比率大于或等于 y 时，函数 l_y 等于 1。

$\bar{F}(y)$ 的估计可以通过随机蒙特卡洛模拟方法得到，即通过计算以下互补累积分布函数确定，即

$$\widehat{F}(y) = \frac{1}{N} \sum_{j=1}^{N} (l_y)_j \tag{4-35}$$

根据大数定律，当 N 趋于无穷时，$\widehat{F}(y)$ 收敛于 f_t 的真实互补累积分布函数。布针位置误差 E 的概率分布函数满足

$$E \sim N_2(0, \sigma^2 I) \tag{4-36}$$

同时，布针位置误差的幅值满足

$$\| E \| \sim \mathrm{Rayleigh}(\sigma) \tag{4-37}$$

本 章 小 结

本章系统地介绍了激光治疗规划的主要技术方案。治疗规划一方面为病变的激光治疗提供了治疗策略，同时，也是对激光治疗方案在实际执行前进行的可行性测试。治疗规划是保障治疗安全的支撑技术之一。考虑到高能激光照射的危险性、高能激光对组织的损伤在一些情况下具有不可逆性、病变组织几乎总是被人体健康组织包围等情况，术前的激光治疗规划具有更加突出的重要性。在激光治疗术中，将术前治疗规划方案提供的治疗参数同术中由传感器获得的实时组织热场分布相结合，可完成激光对病变组织的坏死治疗，同时也可保证对健康组织的损伤受控。

总体而言，当不同参数的激光作用于具有各种不同参数的组织模型时，激光治疗规划方法能够以一定精度复现其热场分布。但由于加热对象为内部成分复杂且分布不均的人体组织，因此，要实现高精度离线热场模拟，仍有很多且困难的问题需要解决。首先，虽然激光治疗规划方法可以进行术前模拟，但是人体组织质地不匀且具有各向异性，其中含有大量物理参数差异明显的不同物质。因此，组织各成分的空间分布难以完美重构。其次，人体组织的热学特性随时间和空间不断变化，表现在人体组织参数的动态波动。这种时间和空间上的复杂性，导致激光治疗规划的仿真结果在当前阶段难以同实际激光治疗效果达到完美对应。然后，病理组织不同的性质会导致其热场分布呈现不易预测的特点，如有些疾病组织与健康组织之间没有明显界限，而是存在过渡区域，这样的过渡区域如何精准重构对成像技术而言是很大的挑战。再次，不同疾病治疗方案也需要根据对应的治疗评估指

标，给出更加符合治疗目标和伦理的表达式。改进精度可以从多个角度开展：①提高人体组织特性参数的动态实时测量方法和技术支撑；②提高激光–组织交互仿真模型的数值解法精度；③提高对人体组织内部不同种类物质的空间分布进行高精度成像以及重构的技术支撑。

参 考 文 献

[1] LI Y, HU J, GONG Y, et al. Treatment evaluation indices for laser ablation therapeutic method: a numerical study[C]// International Conference on Photonics and Imaging in Biology and Medicine 2017. Suzhou: Optical Society of America, 2017: W3A-62.

[2] HU J, LI Y, GONG Y, et al. Performance comparisons of two treatment planning methods for laser ablation therapeutic approach[C]// International Conference on Photonics and Imaging in Biology and Medicine 2017. Suzhou: Optical Society of America, 2017: W3A-90.

[3] JIANG S C, ZHANG X X. Dynamic modeling of photothermal interactions for laser-induced interstitial thermotherapy: parameter sensitivity analysis[J]. Lasers in Medical Science, 2005, 20(3): 122-131.

[4] VOGEL A, VENUGOPALAN V. Mechanisms of pulsed laser ablation of biological tissues[J]. Chemical Reviews, 2003, 103(2): 577-644.

[5] SU B, TANG J, LIAO H. Automatic laser ablation control algorithm for a novel endoscopic laser ablation end effector for precision neurosurgery[C]//2015 IEEE/RSJ International Conference on Intelligent Robots and Systems (IROS). Hamburg: IEEE, 2015: 4362-4367.

[6] GRANNA J, NABAVI A, BURGNER-KAHRS J. Computer-assisted planning for a concentric tube robotic system in neurosurgery[J]. International Journal of Computer Assisted Radiology and Surgery, 2019, 14(2): 335-344.

[7] GRANNA J, NABAVI A, BURGNER-KAHRS J. Toward computer-assisted planning for interstitial laser ablation of malignant brain tumors using a tubular continuum robot[C]// International Conference on Medical Image Computing and Computer-Assisted Intervention. Quebec: Springer, 2017: 557-565.

[8] LI K, VAKHARIA V N, SPARKS R, et al. Optimizing trajectories for cranial laser interstitial thermal therapy using computer-assisted planning: a machine learning approach[J]. Neurotherapeutics, 2019, 16(1): 182-191.

[9] CEPEK J, LINDNER U, DAVIDSON S R, et al. Treatment planning for prostate focal laser ablation in the face of needle placement uncertainty[J]. Medical Physics, 2014, 41(1): 013301.

第 5 章 激光治疗反馈控制

5.1 引 言

前述各章阐述的实验观察形成的机理性规律、基于一定假设推导的数学模型以及在此基础之上的治疗规划方法设计，虽然能较为准确地描述激光–组织交互规律，但仍难以克服各个步骤之中存在的偏差和假设。同时，由于活体组织在治疗时可能存在的移动以及组织动态变化等客观因素，离线方式制定的治疗方案在实际执行时会存在偏差，尤其对于一些被加热脑病变区紧邻神经组织的情况，会造成关键组织的不可逆损伤。因此，依据实时结果进行反馈控制是实现高精度激光治疗的必要途径。此外，反馈控制有助于保持组织温度在临界最高值之下。因此，本章将系统介绍现有基于反馈控制的生物组织激光治疗方法。

首先介绍组织状态感知方法。其次阐述各种激光治疗控制方法，包括开关逻辑控制、PID 控制、模糊控制、最优控制和自调接控制。最后介绍激光治疗机器人方法的整体框架。

5.2 组织状态感知

被控对象状态获取是反馈控制的必要条件。根据前述热坏死条件可知，温度变化是病变热损伤治疗的关键。因此，被治疗组织的温度状态检测是激光治疗反馈控制的先决条件之一。同时，除了测温外，激光治疗中出现的辅助信息，如质谱信息等，也能提供组织的实时状态反馈。因此，这类辅助信息也可以作为激光治疗反馈信号。此外，在激光消融过程中实时监测组织温度也是确保治疗安全性的需要。激光照射下组织测温技术可以总体分为两类：侵入性方法和非侵入性方法。前者包括热电偶、热敏电阻、荧光光纤传感器以及光纤布拉格光栅 (fiber bragg grating，FBG) 传感器，后者包括多种医学成像技术，即磁共振成像、计算机断层扫描成像以及超声成像测温等非侵入性成像技术[1]。本节介绍组织温度和组织成分检测等获取组织状态信息的各种传感方法。

1. 热电偶/热敏电阻测温

热电偶是测量组织温度的常用载体，主要由嵌入不锈钢细针中的导线组成[2-3]。热敏电阻是一种与温度有关的电阻，电阻值 R 与温度 T [以开氏 (Kelvin) 度为单位] 呈非线性映射关系，可以用斯坦哈特–哈特 (Steinhart-Hart) 方程来描述[4]：

$$\frac{1}{T} = a + b \ln R + c \ln^3 R \tag{5-1}$$

式中，a、b 和 c 为设备相关系数。

当采用负温度系数 (negative temperature coefficient，NTC) 时，热敏电阻也可用如下更简单的含 B 参数的方程表达

$$T = \frac{B}{\ln(R/r_\infty)} \tag{5-2}$$

式中，$r_\infty = R_0 e^{-B/T_0}$，$R_0$ 是温度为 T_0 时的电阻。

基于上述原理的传感器主要包括热敏电阻探头和热电偶传感器。其中，热敏电阻的空间分辨率约为 10mm。这些传感器一般采用单点测量方法。因此，限制了可以同时使用的传感器数量，而多个传感器的同时测量是保证监控精度的主要方法。同时，入射光和散射光可能辐射到传感器上，导致高估温度而增大测量误差[5]。另外，在激光照射下，探头金属材料对光和热的吸收会造成测量误差。如探头材料钢可强烈地吸收近红外辐射，导致探头的温度直接升高。这表明在激光照射期间用热电偶探头测量的温度可能大于周围组织的实际温度，甚至显著高估温度[6]。

2. 光纤测温

常用的光纤测温方法有两种：分布式测温和准分布式测温。分布式测温依靠瑞利散射现象，由于它分析测量状态和参考状态 (无温度变化) 之间的光谱位移，因此，仅测量温度剖面的相对变化。由于采样率低等原因，分布式传感器不适用于激光消融控制所需的实时温度监测。

准分布式测温依赖于 FBG 传感器的测量。光纤光栅是一种折射率沿纤芯周期性变化的结构。FBG 充当一个波长依赖的反射器：入射的宽带光以特定的波长反射，称为布拉格波长。反射波长取决于光栅周期 (两个高折射率区域之间的距离)，而光栅周期在外部温度扰动时发生变化。此外，当沿着光纤芯子刻入一串具有不同光栅周期的光纤光栅时，可以实现多点测量。在这种情况下，通过分析不同的布拉格波长可监测沿光纤的空间温度分布。FBG 监测允许高采样率 (高达 10kHz)，这使得 FBG 传感器更适合激光消融监测。但同时FBG 测温方法依赖光谱分析仪[6]。当 FBG 发生温度 (ΔT) 或应变 ($\Delta\varepsilon$) 的变化时，其中心波长作为测量值的函数发生位移[7]，即

$$\lambda_\text{B}(\Delta T, \Delta\varepsilon) = \lambda_{\text{B},0} + k_\text{T}\Delta T + k_\varepsilon\Delta\varepsilon \tag{5-3}$$

式中，热光系数 k_T 和应变光系数 k_ε 通过传感器标定的方式获得。

光纤测温方法也常常存在类似热电阻的点单测量缺点，即传感器的点检测操作只进行了传感器所在位置的温度测量。另外，无论是入射光还是背散射光都可能辐射到传感器上，这可能会导致高估温度而增加测量误差[8]。一种光纤测温反馈实时激光消融控制方法如图 5-1 所示。需要注意的是，这种 FBG 阵列测量温度方法所获得的是间接组织表面温度分布，非直接测量得到的温度分布。

3. 荧光温度探头测温

荧光温度探头是一种基于光学信号测量温度的光纤探头，其尖端存在荧光粉。由于是非电且非金属方式测量，荧光温度测温不受电磁干扰，可以在各种使用常规热电偶传感器测温无效的应用中精确测量温度。由于荧光探头比热电偶更灵活，因此在激光治疗时常用来监测组织温度。荧光探头虽然具有较高的灵活性和稳定性，但有研究发现存在红外辐射的情况下，荧光探头测量的温度大于热电偶测量的温度[9]。与热电偶类似，荧光传感器同样可能由于直接吸收光和热而引入测量误差，特别是将其放置在靠近激光光纤的位置时[6]。

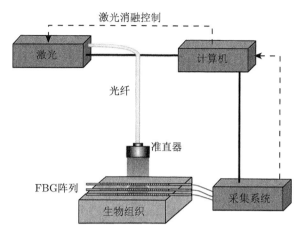

图 5-1　采用光纤测温的激光消融治疗反馈控制系统

4. 红外传感器测温

红外 (infrared，IR) 成像是一种测量物体温度的方法[10]，其成像基本机理为：红外相机检测光子辐射及其生成的光电流，随后光电流传输到 CCD 进行处理与成像。红外成像是一种非侵入性测温方法，高性能红外相机可实现高分辨率实时监测对象表面温度[11]。改进温度灵敏度的红外传感器能够检测出 0.1℃ 范围内的温度变化。红外相机存在的主要缺点在于难以监测组织中的空间温度变化，即它在区分温度的深度方向变化方面存在根本性的弱点[12]。因此，红外成像方法在激光治疗反馈控制系统中的应用相对缺乏。

5. 超声测温

超声 (ultrasound，US) 测温依赖于组织内的温度变化会导致组织热膨胀和声速的变化这一物理现象。组织温度有关的特性，包括声速、衰减和热应变通常用来估计组织温度。在超声与被加热组织作用的过程中，热应变直接与组织的温度变化有关。因此，超声数据可以用来计算热应变。超声热成像是一种可行的激光消融过程中监测温度的方法，然而，大部分超声热成像系统的空间分辨率有限，通常为毫米级精度。为了实现高精度激光消融，小于 1mm 的高空间分辨率的超声测温方法有助于避免或减小深部组织的热损伤[12]。此外，超声也可以无创方式提供对象温度的空间分布[13]。采用热电偶标定的超声热成像反馈控制的激光治疗系统原理如图 5-2 所示。

6. 计算机断层扫描成像测温

计算机断层扫描成像测温方法首先获得激光加热的组织在计算机断层扫描 (computed tomography，CT) 成像下的 CT 数，即

$$CT(x,y) = \frac{1000[\mu(x,y) - \mu_{H_2O}]}{\mu_{H_2O}} \tag{5-4}$$

式中，$CT(x,y)$ 为点 (x,y) 处的 CT 数；μ_{H_2O} 为水的线性衰减系数；$\mu(x,y)$ 为点 (x,y) 处的平均线性衰减系数。

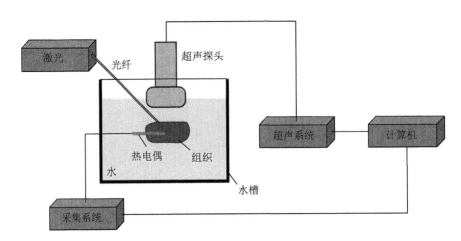

图 5-2　超声热成像反馈控制激光治疗系统 (采用热电偶标定)[12]

　　然后，通过建立 CT 数的变化与温度升高的关系，来实现 CT 成像技术监测温度[6]。类似超声和磁共振成像技术，计算机断层扫描提供组织温度分布，无须对组织产生刺入等损伤。同时，其与二者不同之处在于，计算机断层扫描成像测温方法在成像期间存在对人体有害的辐射。另外，CT 图像本质上是电子密度图，即组织密度的近似图，一些研究[14] 表明 CT 测温方法还存在一些需要提高的关键性能。例如，热坏死的病变组织与周围正常组织之间的密度对比较弱，说明凝固性坏死组织的密度变化可能尚未构成良好的 CT 图像对比度。相对其他测温方法，CT 成像测温方法目前还处于发展的初期阶段，同时性能可改善的空间大小，即成像机理本身所能提供的成像性能上限也需要明确。

7. 磁共振热成像测温

　　磁共振热成像 (magnetic resonance temperature imaging，MRTI) 的物理基础主要包括水质子的共振频率、水质子 T1 弛豫时间、水分子扩散常数以及体磁化和磁化转移率变化等因素[15]。

　　当使用梯度回收回波 (gradient recalled echo，GRE) 序列获取磁共振信号时，由于温度变化导致的共振频率变化会引起图像数据的相位变化。在每个像素处，t 时刻的温度变化 ΔT_t 为[16]

$$\Delta T_t = \frac{\phi_t - \phi_{\mathrm{ref}}}{2\pi\alpha\gamma B_0 T_{\mathrm{E}}} \tag{5-5}$$

式中，ϕ_t 和 ϕ_{ref} 分别为 t 时刻图像和参考图像的像素相位；γ 为旋磁比；B_0 为静磁感应强度；T_{E} 为以秒为单位的回波时间；α 为水分子屏蔽常数的温度灵敏度，其值约为 0.01ppm/℃。

　　通过二维多层回波平面成像序列[17]，磁共振成像可以实时或近实时地产生激光热坏死病变区域的高对比度图像，这些图像提供了可用于动态控制激光消融所需的病变形状的温度反馈数据[1, 14]。磁共振热成像也用于其他热成像方法的校准，比如光纤测温方法，但不能用于热电阻/电偶测温等需要金属探头的温度测量方法[6]。此外，磁共振成像监测温度的方式是无创的，同时也没有 CT 成像方法所伴随的对人体有害的辐射。磁共振热成像方法温度测量分辨率小于 1℃[18]。总体而言，通过磁共振热成像测温方法[19] 可以获得组织温度状态信息，为激光治疗的反馈控制系统提供受控对象状态信息。

8. 光学相干断层扫描成像组织结构

激光加热导致组织坏死时，伴随着组织结构变化的发生。光学相干断层扫描成像利用激光低相干干涉的特性，以探测深度方向的组织结构，进而重构出生物组织等物质内部的平面二维或空间三维结构，具有非接触、非侵入、分辨率高等优点。虽然分辨率高达微米级，但其观察深度只有几毫米。因此，对于占位空间体积较大的病变[8]，光学相干断层扫描成像方法存在难以整体观察激光治疗效果的问题。解决方式之一为：在有些情况下，组合使用多种组织状态检测方法会带来更好的检测效果。例如，在基于激光消融的截骨手术反馈控制中，在利用光学相干断层扫描系统监测骨激光消融凹坑等结构的同时，为了防止组织碳化，可采用红外相机测温等方法来监测温度[20-21]。

9. 声/振动测量组织结构

某些激光，例如，铒激光在消融有机组织时会有不同的信号特征[22]，这些特征不仅包括光信号和热信号，而且也包含声/振动信号。通过振动信号检测传感器可以采集这些信号特征，从而控制激光治疗过程。在激光截骨手术过程中，激光作用于骨质组织会产生振动信号，通过微型压电加速度计，可以直接探测到骨表面消融引起的声信号[23]。这种传感系统可以实时检测多种骨组织。因此，在实现对目标组织切割的同时，不损伤其周围设定保留的组织，例如神经束和血管等。这种声/振动信号检测可以用于激光治疗反馈控制。

10. 激光诱导击穿光谱组织成分检测

激光诱导击穿光谱 (laser induced breakdown spectroscopy, LIBS) 是一种快速准确的检测组织类型和性质的分析技术。在激光消融过程中，由于消融对象吸收激光能量引起的基体效应，以及元素不同能级之间的跃迁而产生的原子发射等来源会产生等离子体羽流[24-25]，收集这些等离子体的发射光并将其送到光谱仪，借助主成分分析 (principal component analysis, PCA) 和线性判别分析 (linear discriminant analysis, LDA) 等统计分析方法，分析原子发射强度比可以找到每个组织的特征谱线，进而可以获得各组织的特征元素发射强度比，最终利用特定元素的光谱线和原子发射强度比在不同类型组织之间存在差异的特点，完成区分组织的工作[26-27]。激光诱导击穿光谱所提供的组织状态实时信息，可用于激光治疗的实时反馈控制。

11. 自发荧光组织成分检测

紫外线/蓝色光谱范围内的光照射组织时，通常会在可见光谱的蓝绿色区域发出荧光。这类起源于荧光蛋白、黄素和卟啉的荧光被称为自发荧光 (autofluorescence) 或内源性荧光。由于大量的振动能级和相邻分子之间的相互作用，这些化合物的发射光谱通常很宽[28]。一种可检测自发荧光激发发射基质 (excitation emission matrix, EEM) 的光学系统原理如图 5-3 所示。

观察到的荧光强度 I_f 受到样品物理性质的影响。这些相关性可以用实验中激发光与检测到的荧光之间的所有物理参数来表征。在特定激发波长 λ_{ex} 和发射波长 λ_{em} 处的荧光强度计算公式为

$$I_f(\lambda_{ex}, \lambda_{em}) = I_{ex} \cdot 2.303 \cdot \varepsilon(\lambda_{ex}) \cdot C \cdot \Phi(\lambda_{em}) \tag{5-6}$$

式中，I_{ex} 为激发光强；ε 为摩尔消光系数；C 为荧光团浓度；Φ 为量子输出，表示可转化为荧光信号的激发能。

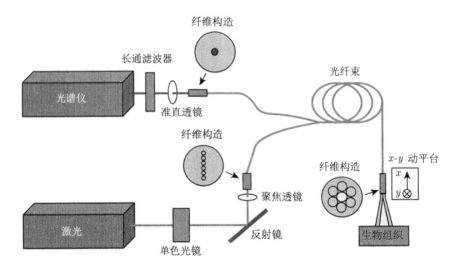

图 5-3　可检测自发荧光激发发射基质的光学系统原理

12. 漫反射组织成分检测

漫反射光谱 (diffuse reflectance spectroscopy，DRS) 为区分组织提供了一种相对简单和经济有效的方法[29]。当光照射到组织上时，光的被吸收或散射取决于不同类型组织的光学特性。对可见波段光而言，主要的组织吸收物是黑色素和血红蛋白，主要的组织散射物是细胞器 (如线粒体等) 和细胞。因此，利用漫反射光谱技术进行光学组织区分是可行的。使用反射–后向散射探头可在体内测量组织的漫反射系数。反射–后向散射探头由六根照明光纤和一根收集光纤组成。漫反射测量组织成分装置原理如图 5-4 所示。该装置由反射–后向散射探头、投射到组织上的脉冲氙灯和高分辨率光谱仪组成。当前，存在部分动物和人类正常健康组织的光学特性数据。然而，截至目前，关于不同类型健康组织之间区别的信息很少。

将采集到的漫反射原始信号 $S_{R_d}(\lambda)$ 转换成漫反射 $R_d(\lambda)$。漫反射的计算方法如下[29-30]：

$$R_d(\lambda) = \frac{S_{R_d}(\lambda) - S_D(\lambda)}{S_R(\lambda) - S_D(\lambda)} \cdot 100\% \tag{5-7}$$

式中，$S_R(\lambda)$ 为光源发射光谱参考；$S_D(\lambda)$ 为背景信号。

区分过程主要工作包括通过主成分分析来减少变量的数量，利用线性判别分析 (LDA) 方法来区分各种类型组织，通过接收者操作特征 (receiver operating characteristic，ROC) 计算特异性和敏感性，采用 ROC 曲线下面积 (area under curve，AUC) 对最终的分类精度做出定量判断。其中，线性判别分析方法以漫反射值作为输入变量 (预测因子)，基于一组已知的观察结果构建该模型，这组观测数据被称为训练集。基于训练集，LDA 可建立预

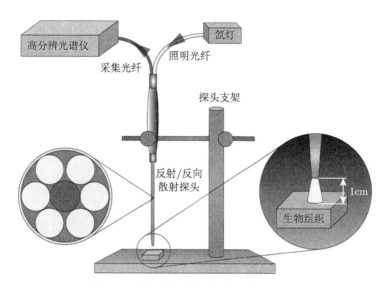

图 5-4 漫反射测量组织成分装置原理

测器的线性多项式，称为判别函数。基于漫反射系数值的判别函数由以下方程确定[28]:

$$B_n = c_0 + \sum_{n=1}^{N} c_n R_d(\lambda_n) = c_0 + c_1 R_d(\lambda_1) + c_2 R_d(\lambda_2) + \cdots + c_n R_d(\lambda_n) \tag{5-8}$$

式中，c_n 为判别系数；$R_d(\lambda)$ 为波长 λ_n 处的漫反射光谱值；c_0 为常数。

因此，通过漫反射组织成分检测方法识别软组织对象类型，可为组织特异性激光手术控制器提供信息反馈。

13. 无序激射组织成分检测

除了上述几种区分组织的光谱方法外，无序发射激光也可以提供组织类型信息。同时，该方法还可以提供被检测组织的三维组织类型信息[31]，而激光诱导击穿光谱等检测方法存在只能检测表面组织类型的不足。激光聚焦在样品上，光被收集光学设备收集并耦合到光纤中，引导光到达光谱仪。无序发射激光实验装置如图 5-5 所示。

经过多次采样，在训练数据之前对数据进行归一化处理，并对训练数据进行主成分分析。其中，为了产生可靠的测量来测试无序发射激光强度的显著性，前 5 个和后 5 个光谱被平均。然后，将它们相加生成一个单独的值，用来描述强度。进一步，通过方差分析，测试信号强度是否有显著的增加或减少。此外，通过计算半峰宽 (full width at half maximum, FWHM)、最大值对应光谱和光谱强度波动来表征无序发射激光，其中，光谱强度波动的计算方法为

$$q_{\gamma,\beta} = \frac{\sum_k \Delta_\gamma(k)\Delta_\beta(k)}{\sqrt{\sum_k \Delta_\gamma^2(k)} \cdot \sqrt{\sum_k \Delta_\beta^2(k)}} \tag{5-9}$$

式中，下标 $\gamma, \beta = 1, 2, \cdots, 100$ 是各点各类型组织的光谱。

$$\Delta_\beta(k) = I_\gamma(k) - \bar{I}(k) \tag{5-10}$$

式中，$\bar{I}(k)$ 为所有类型组织对应波长 k 的多个光谱的平均值。

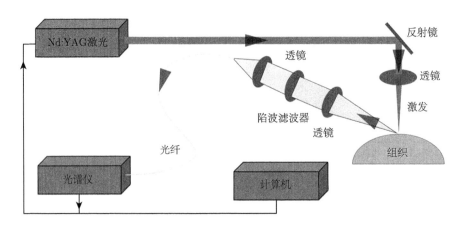

图 5-5　无序发射激光实验装置

将训练数据的系数矩阵应用于测试数据，然后利用支持向量机 (support vector machine，SVM)、随机森林 (random forest，RF) 和线性判别分析等方法进行多类分类，完成无序发射激光方法下的组织区分分类结果，即神经、肌肉、皮肤或脂肪等组织类型。

为了在不同激光治疗反馈控制系统中选择合适的组织状态反馈方法，需要比较上述各种组织状态检测方法的多种特性，表 5-1 列出了这些检测方法的主要性能特点与指标，包括是否侵入组织、是否接触组织、分辨率以及检测维度等信息。

表 5-1　激光热损伤治疗组织状态反馈比较

传感方式	精度	空间分辨率	组织侵入	点 P/平面 2D/空间 3D	实时性	组织接触
热电阻传感器	0.2℃[2]	依布放密度	是[6]	P	10^2 Hz[32]	是
光纤传感器	0.2℃[33]	依布放密度	是[6]	P	10^2 Hz[8]	是
荧光探头	0.3~18.8℃[6]	依布放密度	是[6]	P	5Hz[9]	是
红外热成像	0.1℃[10]	<0.1mm[34]	否	2D	>10^2 Hz[34]	否
磁共振热成像	0.37℃[35]	0.4mm	否	3D	1Hz[36]	否
计算机断层扫描热成像	3~5℃[37]	1.2mm	否	3D	2Hz	否
超声热成像	0.5℃[38]	2mm[38]	否	3D	5Hz[38]	是
质谱仪成分	灵敏度 93%，特异性 91%	—	否	P	100Hz[30]	否
光学相干层析结构成像	微米级	微米级	否[20]	3D	110Hz[21]	否

除了上述已用于激光治疗过程中组织状态参数检测的方法外，发光现象、应变、组织折射率和其他生物标记物也是潜在获取组织状态的信息感知途径[8]。例如，对发光现象的检测。骨组织激光消融过程中存在发光现象，这种光经由合适光谱范围的硅光电二极管等采集，通过进一步的分析可以得到不同组织的层间跨越，这种层间跳跃可以用来反馈控制激光–组织处理中的激光通断，进而完成激光的反馈治疗[23]。除了激光热疗坏死方法外，还有多种热疗方法，如高强度聚焦超声热疗 (high-intensity focused ultrasound，HIFU)、微波热疗和射频热疗。因此，除了上述在激光治疗中使用到的测温方法外，还存在尚未被激光治疗方法使用但已经用于其他热疗方法的测温方法，这些方法是潜在获取组织温度的途

径。此外，采用上述组织状态检测方法中的部分组合来完成激光治疗反馈的工作目前还非常有限。

5.3 控 制 方 法

5.3.1 开关逻辑控制

一种采用表面贴合式 FBG 阵列光纤光栅传感器进行测温的实时激光热治疗闭环反馈控制系统如图 5-1 所示。基于获取到的空间温度信息，该闭环实时反馈控制系统执行一种开关逻辑控制方法，该方法也称为区域控制逻辑[8]。图 5-6 显示该区域控制逻辑的三个主要执行阶段，包括对准阶段、创建空间温度映射和定义半径阶段、激光消融控制阶段。

1. 对准阶段

采用质心法对准多个 FBG 光纤阵列测得的温度轮廓，即沿 y 轴中心找出每个阵列测得的高斯分布，移动高斯分布的中心以实现与其他高斯分布中心的匹配。对准操作对于正确重建实时温度分布是关键环节，该阶段如图 5-6(a) 所示。

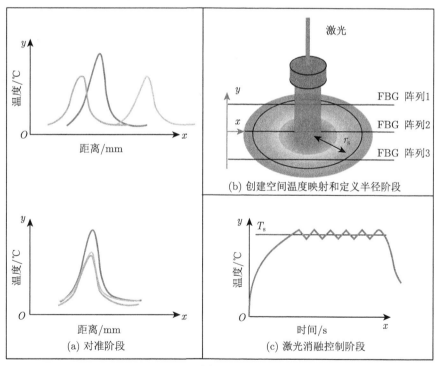

图 5-6 区域控制逻辑三个阶段

2. 创建空间温度映射和定义半径阶段

光纤传感器的布放密度决定了温度测量的空间分辨率。同时，为了更好地生成组织表面的热场分布状态，除布放传感器外，光纤光栅阵列中的光纤之间区域通过线性温度插值方法完成更连续的组织表面温度分布。完成插值后，激光消融过程中的热场分布图可以实时可视化。以最高温度所在的位置为圆心，选择温控目标温度为设定值 T_s，半径为 r_s 的圆形区域，该阶段如图 5-6(b) 所示。

3. 激光消融控制阶段

激光消融控制方法为：消融在室温 T_0 开始，打开激光加热组织，直到在半径 r_s 范围内测量得到的最高温度值超过设定温度 T_s；然后，激光利用开-关逻辑方法以维持最高温度始终接近设定温度 T_s。每隔 $\Delta\tau$ 比较最高温度 T_s 和当前测量值。为防止激光从连续模式变为脉冲模式，比较周期不应小于 1ms。此外，这种短脉冲模式可能导致出现其他激光-组织交互现象，如爆炸性蒸发和组织空化现象。该阶段如图 5-6(c) 所示。

在如图 5-1 所示的系统上执行该控制算法，具体流程为：首先，在计算机上实现区域控制逻辑。然后，接收来自采集系统的 FBG 波长数据，进而重建空间温度图。进一步，定义 r_s 和 T_s 值。最后，根据测量数据执行开关逻辑以实时调整激光功率。

对于上述开关逻辑控制激光热坏死治疗方法，其温度感知方式除了采用光纤测温方式外，还可以采用热电阻测温等方式。依靠热敏电阻探头感知温度的激光治疗反馈控制系统，如图 5-7 所示，包括激光加热终端的发射光纤、5 点热敏电阻探头以及检测光纤。温控方法为：预设激光治疗温度 (如 43℃)，将其与来自热敏电阻的温度测量值进行实时比较，依据比较结果打开或关闭激光器。当反馈热敏电阻探头的温度达到预设目标温度时，激光关闭。预设温度也称为稳态温度。另外，照度计用于测量光通量，以检查是否存在治疗组织的碳化现象。

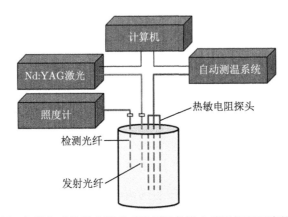

图 5-7 采用深部植入式热敏电阻传感器测温的激光消融闭环温度控制系统原理

5.3.2 PID 反馈控制

采用 PID(proportional integral derivative) 控制方法[3]，可以搭建基于热电偶温度反馈方法的实时激光热坏死治疗控制系统，如图 5-8 所示。该系统的核心目标是将玻璃帽-组织界面处的最高温度维持在 353K(稳态误差 =1K)，即组织不可逆热变性 (坏死) 的上限温度。

PID 控制算法基于所需设定温度和动态测量温度之间的误差，通过连续调节激光功率来实现目标点的组织温度自动恒定控制，即通过改变激光控制信号来最小化组织温度误差。

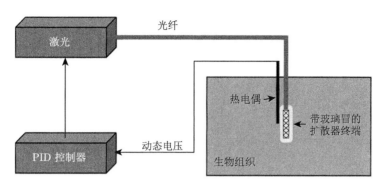

图 5-8　采用热电偶测温的 PID 反馈控制激光治疗系统[3]

PID 算法的控制器表达式为

$$u(t) = K_{\mathrm{p}}e(t) + K_{\mathrm{i}}\int_0^\tau e(\tau)\mathrm{d}\tau + K_{\mathrm{d}}\frac{\mathrm{d}}{\mathrm{d}t}e(t) \tag{5-11}$$

式中，$u(t)$ 为温度控制信号，即可控激光功率输出；$e(t)$ 是温度误差信号 (此处为目标温度和当前温度之差)；K_{p}、K_{i}、K_{d} 分别为比例、积分和微分增益。表征 PID 控制器性能的指标包括稳定性、响应速度、超调量和稳态误差等。可以通过自动迭代计算或手工调整的方式设定 PID 控制器的最优参数 (即 K_{p}、K_{i} 和 K_{d})[3]。

在激光加热治疗过程中，通过预先设定温度的方式，可以防止 PID 控制下的激光治疗系统瞬态响应中出现温度升高至超调的情况发生。因此，能够减少治疗目标区域之外的正常组织的热损伤。

5.3.3　模糊控制器反馈控制

在激光热疗 (laser thermal therapy，LTT) 破坏实体病变，同时最大限度减少相邻正常组织受损的过程中，由于治疗期间组织属性的动态变化，热损伤体积可能不规则且难以预测。将被激光治疗组织视为黑盒系统，文献 [39] 提出了激光热疗的闭环反馈模糊控制器。通过对输入激光功率进行调节来调节温度场，以实现被加热目标温度不超过给定值 (90°C，以避免组织烧焦) 的同时，保持病变组织边界处为目标温度 (55°C)。反馈控制器作用下的闭环激光治疗系统可有效地应对意外和快速的组织温度变化。

为了补偿组织的非线性和动态特性，采用闭环反馈模糊逻辑控制器 (fuzzy logic controller，FLC) 对激光热疗过程进行控制。传统基于被控对象动态演化模型的控制器难于处理定义不准和不确定的系统，而 FLC 则适合于处理这些系统。FLC 方法可以用来模拟熟练使用激光治疗的医生所运用的专业治疗知识和经验，并将其转化为物理控制器算法，而不需要完全理解激光照射下人体组织的内在热演化动力学过程。因此，FLC 可被当作伪黑盒控制器[39]。

由于激光热疗的目的是产生目标组织热损伤，同时保护周围正常组织并防止组织碳化。因此，FLC 以两个位置的温度作为输入，第一个位置是在激光加热热源终端，此处会产生最高的温度，即最容易导致组织碳化的部位。另一个位置是病变组织的边界，此处需要通过控制导致热损伤的临界温度来实现组织热坏死边界的控制。这两个目标温度可以通过 FLC

算法调节激光输出功率实现，即在特定的位置达到并在给定的时间内保持特定的目标温度。为了达到既可以完成治疗，同时又可以通过迅速提高温度以减少治疗时间的目的，上述两个目标温度可设为 90℃ 的激光热源温度和 55℃ 的目标边界温度[39]。

为了提高温度控制器的精度，将反馈温度转换为以下三个参数，包括温度变化速度 eP、测量温度与目标温度之间偏差 eI 和温度变化加速度 eD。这些参数的定义为

$$\begin{cases} eP = \dfrac{\partial(\Delta T)}{\partial t} = eI(t) - eI(t-1) = T(t) - T(t-1) \\ eI = T(t) - T_{\text{target}} = \Delta T(t) \\ eD = \dfrac{\partial^2(\Delta T)}{\partial t^2} = eP(t) - eP(t-1) = T(t) - 2T(t-1) + T(t-2) \end{cases} \qquad (5\text{-}12)$$

式中，$T(t)$、$T(t-1)$ 和 $T(t-2)$ 为 t 时刻、$t-1$ 时刻和 $t-2$ 时刻的测量温度，T 为目标温度，$\Delta T(t)$ 为 t 时刻的测量温度与目标温度之差。

进一步，根据专家知识定义输入、输出隶属度函数和决策规则库。由以上设定，便有两个温度作为反馈输入，每个温度转换为三个参数，总共六个输入馈送到 FLC。与这三个参数相关的输入成员函数如图 5-9(a)～(c) 所示 (三个分图分别对应输入 eP、eI 和 eD)。每个输入包含两个隶属度函数，总共有六个输入，覆盖六个输入的完整决策规则库的所有组合包含 64 条规则。输出决策为图 5-9(d) 所示的五个输出成员函数之一。图 5-10 显示了此规则库的一个示例规则，A～G 为隶属度函数标号。规则库背后的推理逻辑如图 5-11 所示。其中，七维决策矩阵可以分为两级决策过程，即局部决策和最终决策。局部决策评估来自每个温度传感器的三个参数，并确定局部功率变化。最终决策逻辑通过在两个局部决策之间执行智能优先排序来决定最终功率变化。

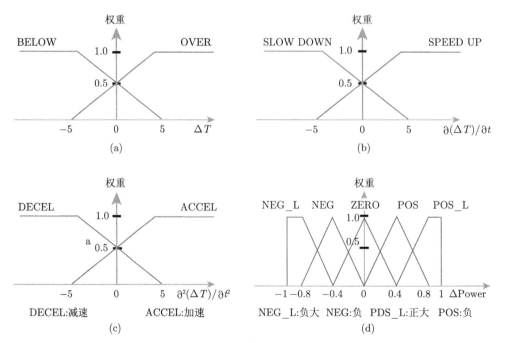

图 5-9　输入和输出隶属度函数

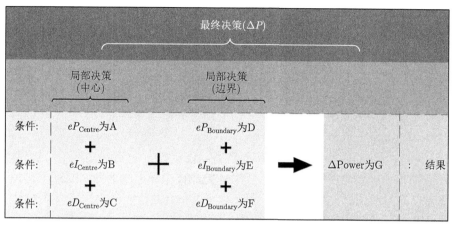

图 5-10 模糊规则库中的一个示例规则

a-i 局部决策 (其中, $eD = \text{ACCEL}$)

ΔPower		eP	
		BELOW	**OVER**
eI	**SLOW DOWN**	POS_L	NEG
	SPEED UP	ZERO	NEG_L

a-ii 局部决策 (其中, $eD = \text{DECEL}$)

ΔPower		eP	
		BELOW	**OVER**
eI	**SLOW DOWN**	POS	ZERO
	SPEED UP	POS	NEG

(a) 局部决策

最终决策

ΔPower		局部决策 #1(中心)				
		NEG_L	**NEG**	**ZERO**	**POS**	**POS_L**
局部决策 #2 (边界)	**NEG_L**	NEG_L	NEG_L	NEG_L	NEG_L	NEG_L
	NEG	NEG_L	NEG	NEG	NEG	NEG
	ZERO	NEG_L	NEG	ZERO	ZERO	ZERO
	POS	NEG_L	NEG	ZERO	POS	POS
	POS_L	NEG_L	NEG	ZERO	POS	POS_L

(b) 最终决策

图 5-11 模糊规则库推理逻辑决策

局部决策逻辑原则如下: 如果输入温度低于目标温度, 则增加输出功率 (即 ΔPower 为正), 使组织温度迅速达到目标温度; 如果输入温度超过目标温度, 则减少输出功率 (即 ΔPower 为负); 如果输入温度达到目标温度, 表明当前功率趋于平稳, 则输出功率保持当前值 (即 ΔPower ≈ 0)。需要指出的是, 在设定规则的过程中, 组织温度与输出功率之间可能存在的时间滞后效应。

当依据两个位置的温度做出各自的局部决策后，可能出现这两个局部决策之间存在冲突的问题。此时，FLC 要决定所需的功率变化以优化两个局部决策，同时解决两者之间的冲突。对以下三个决策要依据设定的优先级进行排序，包括：①降低功率以降低温度到目标值；②维持功率以保持组织温度在目标值；③增加功率以增加温度到目标值。为了解决决策上可能存在的冲突，对具有更高优先级的决策分配额外权重。通过模糊推理确定功率变化的量化幅度大小。

该模糊控制方法的性能可通过仿真实验进行验证[39]。也可在实践中，通过磁共振[16]测温方法实时监控热场，以引导激光治疗系统完成该模糊控制下的病变组织热坏死。模糊控制方法除了单独使用以完成激光治疗外，也可以结合其他控制方法完成激光治疗。例如，一种模糊 PD 控制器[13] 基于超声测温方法，使用曼达尼 (Mamdani) 类型的模糊控制器完成病变的激光热坏死闭环治疗。

5.3.4 最优控制

本部分阐述采用最优控制方法的闭环激光热损伤病变组织治疗方法[17-18] 流程。首先，激光热损伤方法的最佳治疗包括以下两方面的含义，即保持健康组织区域的功能和最大限度地毁伤病变区域。可以采用基于温度、损伤或热休克蛋白表达的多种指标来评估最佳治疗的两个方面指标所满足的程度。在最优控制中，在材料参数 $k(u, \mathbf{x}, \beta)$、$\omega(u, \mathbf{x}, \beta)$、$\mu_s$ 和 μ_a 固定的情况下，要确定激光功率 $P(t)$ 随时间变化的方式，以使目标函数最小。虽然激光的优化初始位置 $\mathbf{x}_0$ 可经由预先计算获得，但这依赖较高的物理计算能力，而实际可能通过热成像方式确定激光的实际治疗位置。

1. 基于温度的最优控制

基于温度的最优控制的目标是找到一组模型参数，使计算温度场 $u(\beta, \mathbf{x}, t)$ 和理想温度场 $u^{\mathrm{ideal}}(\mathbf{x}, t)$ 之间的差值的时空范数最小化。即采用温度最优控制的理想温度场，在最大限度地坏死病变组织的同时，也能够最大限度地减少对健康组织的毁伤，即

$$u^{\mathrm{ideal}} = \begin{cases} 37°\mathrm{C} & \mathbf{x} \in \Omega_{\mathrm{H}} \\ 60°\mathrm{C} & \mathbf{x} \in \Omega_{\mathrm{C}} \end{cases} \tag{5-13}$$

式中，Ω_{C} 和 Ω_{H} 分别为健康组织区域和病变组织区域，而组织的整体区域为二者之和，即

$$\Omega = \Omega_{\mathrm{C}} + \Omega_{\mathrm{H}} \tag{5-14}$$

2. 基于损伤的控制

如上所述，基于热损伤评估指标的最优控制的目标为最小化理想损伤场与计算损伤场之差的 L_2 范数，即

$$Q(u(\beta, \mathbf{x}, t), \beta) = \frac{1}{2} \|\varphi(u(\beta, \mathbf{x}, t)) - D^{\mathrm{ideal}}(\mathbf{x})\|_{L_2(\Omega)}^2$$
$$= \frac{1}{2} \|D(\mathbf{x}) - D^{\mathrm{ideal}}(\mathbf{x})\|_{L_2(\Omega)}^2 \tag{5-15}$$

一个理想的损伤场，表示为 $D^{\text{ideal}}(\mathbf{x})$，能够在保持健康区域功能的同时，最大限度地毁伤病变区域。在病变区域内有一个损伤阈值，表示为 $D_C^{\text{ideal}}(\mathbf{x})$，超过这个阈值所有病变细胞都会死亡。同样，在健康区域内有一个损伤阈值，表示为 $D_H^{\text{ideal}}(\mathbf{x})$，低于这个阈值所有健康细胞的功能都得以保持，即

$$D^{\text{ideal}}(\mathbf{x}) = \begin{cases} D_C^{\text{ideal}} & \mathbf{x} \in \Omega_C \\ D_H^{\text{ideal}} & \mathbf{x} \in \Omega_H \end{cases} \tag{5-16}$$

作用于温度场并返回组织相应损伤场的泛函为

$$\begin{aligned} &\varphi : L_2(0, T, H^1(\Omega)) \to L_2(\Omega) \\ &\varphi(u(\beta, \mathbf{x}, t)) = D(\mathbf{x}) \quad \forall \mathbf{x} \in \Omega \end{aligned} \tag{5-17}$$

损伤场 $D(\mathbf{x})$ 反映了热源导致的时间-温度热损伤。

厄瑞涅斯损伤模型和双态 (two-state) 损伤模型用于量化热冲击对生物组织区域 Ω 的损伤。厄瑞涅斯模型作为经典经验定律，是一种用于刻画热效应和分子平均特性的模型。在厄瑞涅斯模型中，φ 表示损伤指数 (damage index)，而在双态模型中，φ 表示细胞存活率 (cell viability)，即

$$\varphi(u(\beta, \mathbf{x}, t)) = D(\mathbf{x}) = \begin{cases} \displaystyle\int_0^T A e^{-E_a/R} dt & \text{Ar} \\ \displaystyle\int_0^T \frac{e^{-(h/u + \alpha t + \beta)}}{1 + e^{-(h/u + \alpha t + \beta)}} dt & \text{TS} \end{cases} \tag{5-18}$$

式中，E_a、A 和 R 为厄瑞涅斯模型的已知常数；h、α 和 β 为由体外细胞实验确定的双态模型的已知常数；Ar 和 TS 分别指代厄瑞涅斯模型和双态模型。此处，厄瑞涅斯模型的 $D_C^{\text{ideal}}(\mathbf{x})$ 和 $D_H^{\text{ideal}}(\mathbf{x})$ 与双态模型的 $D_C^{\text{ideal}}(\mathbf{x})$ 和 $D_H^{\text{ideal}}(\mathbf{x})$ 数值不同。

3. 基于热休克蛋白的控制方法

基于热休克蛋白 (heat shock proteins，HSP) 的控制类似于基于热损伤的控制。假设将温度场映射到相应的热休克蛋白表达场的泛函映射为

$$H : L_2(0, T, H^1(\Omega)) \to L_2(\Omega) \quad H(u(\beta, \mathbf{x}, t))(\mathbf{x}) \in L_2(\Omega) \tag{5-19}$$

将温度场映射到热休克蛋白表达场的本构数据来源于体外细胞数据。一个理想的热休克蛋白表达场，$H^{\text{ideal}}(\mathbf{x})$，可以最大化热休克蛋白在健康组织中的保护作用，同时最小化热休克蛋白在癌症区域的表达。

涉及的四个目标函数如下。

(1) 基于温度的优化问题的目标函数：

$$Q(u(\beta, \mathbf{x}, t), \beta) = \frac{1}{2} \int_\Omega \int_0^T (u(\mathbf{x}, t) - u^{\text{ideal}}(\mathbf{x}))^2 dt dx \tag{5-20}$$

(2) 双态优化问题的目标函数：

$$Q(u(\beta, \mathbf{x}, t), \beta) = \frac{1}{2}\int_\Omega \left(\int_0^T \frac{\mathrm{e}^{-(\frac{h}{u}+\alpha t+\beta)}}{1+\mathrm{e}^{-(\frac{h}{u}+\alpha t+\beta)}}\mathrm{d}t - D^{\mathrm{ideal}}(\mathbf{x})\right)^2 \mathrm{d}x \qquad (5\text{-}21)$$

(3) 组织坏死优化问题的目标函数:

$$Q(u(\beta, \mathbf{x}, t), \beta) = \frac{1}{2}\int_\Omega \left(\int_0^\tau A\mathrm{e}^{\frac{-Ea}{Ru}}\mathrm{d}t - D^{\mathrm{ideal}}(\mathbf{x})\right)^2 \mathrm{d}x \qquad (5\text{-}22)$$

(4) 热休克蛋白 (HSP) 优化问题的目标函数:

$$Q(u(\beta, \mathbf{x}, t), \beta) = \frac{1}{2}\int_\Omega \left(H(\mathbf{x}) - H^{\mathrm{ideal}}(\mathbf{x})\right)^2 \mathrm{d}x \qquad (5\text{-}23)$$

至此, 激光热坏死治疗优化控制问题的完整数学描述如下:

寻找一组模型参数 β^*, 使得给定的目标函数 Q 在参数流形 $\mathbb{P}$ 上能够最小化, 即寻找 $\beta^* \in \mathbb{P}$ 使得

$$Q(u(\beta^*), \beta^*) = \inf_{\beta\in\mathbb{P}} Q(u(\beta), \beta) \qquad (5\text{-}24)$$

满足以彭尼斯偏微分方程变分形式所表示的约束条件 $C(u, \beta; v) : \mathcal{V} \times \mathbb{P} \times \mathcal{V} \to \mathbb{R}$, 即

$$\begin{aligned}
\forall v \quad C(u, \beta; v) &= 0\\
&= \int_0^T \int_\Omega \rho c_p \frac{\partial u}{\partial t}\, v\, \mathrm{d}x\mathrm{d}t + \int_0^T \int_\Omega k(u, \mathbf{x}, \beta)\bigtriangledown u \cdot \bigtriangledown v\, \mathrm{d}x\mathrm{d}t\\
&\quad + \int_0^T \int_\Omega \omega(u, \mathbf{x}, \beta)c_{\mathrm{blood}}(u - u_a)\, v\, \mathrm{d}x\mathrm{d}t + \int_0^T \int_{\partial\Omega_N} \mathcal{G}\, v\, \mathrm{d}A\mathrm{d}t\\
&\quad - \int_0^T \int_\Omega Q_{\mathrm{laser}}(\beta, \mathbf{x}, t)v\, \mathrm{d}x\mathrm{d}t + \int_0^T \int_{\partial\Omega_C} h(u - u_\infty)\, v\, \mathrm{d}x\mathrm{d}t \qquad (5\text{-}25)
\end{aligned}$$

对属于参数空间 $\mathbb{P}$ 的模型参数组 β, 上述变分问题有解存在。同时, 在该参数空间 $\mathbb{P}$ 上, 算子为强制 (coercive)、有界且类型为 $\mathcal{M}$, 即

$$\mathbb{P} = \left\{\begin{array}{l} \beta \in L_\infty(\Omega)\times\mathbb{R}^3\times L_\infty(\Omega)\times\mathbb{R}^3\times L_\infty([0,T])\times\mathbb{R}^5 :\\ 0 < k_* < k_0(\mathbf{x}) + k_1\arctan(k_2(u - k_3)) < k^* < \infty\\ 0 < \omega_* < \omega_0(\mathbf{x}) + \omega_1\arctan(\omega_2(u - \omega_3)) < \omega^* < \infty \end{array}\right\} \qquad (5\text{-}26)$$

目标函数相对于控制变量的梯度是优化工作的核心。目标函数要在梯度方向上减小, 同时, 目标函数也用来在准牛顿框架下估计海森 (Hessian) 矩阵。因计算量和计算效率因素, 控制系统的实时性要求使得有效计算目标函数的海森矩阵难以实现。可采用优化问题的伴随解法来计算梯度。所用的伴随方法采用了巴拿赫 (Banach) 空间的微分积分框架。在目标函数和温度场均弗雷歇 (Frechet) 可微的假设下, 确定了目标函数相对于控制变量的梯度的解析表达式。

对于彭尼斯模型解 u(控制参数 β 的函数) 和目标函数 Q(彭尼斯模型解 u 和控制参数 β 两者的函数), 将二者的组合记为 $Q \diamond u$, 可将其视为从参数空间到 $\mathbb{R}$ 的弗雷歇可微映射。

假设温度场 $u(\mathbf{x}, t)$ 和伴随变量 $p(\mathbf{x}, t)$ 的伽辽金表达式如下：

$$u(\mathbf{x}, t) = \sum_{k=1}^{N_{\text{step}}} \sum_{j=1}^{N_{\text{dof}}} \alpha_j^k(t) \phi_j(\mathbf{x}) \tag{5-27}$$

$$p(\mathbf{x}, t) = \sum_{k=1}^{N_{\text{step}}} \sum_{i=1}^{N_{\text{dof}}} \lambda_i^k(t) \phi_i(\mathbf{x}) \tag{5-28}$$

式中，N_{step} 为时间步数；N_{dof} 为伽辽金系数的数量；ϕ_i 为有限元形函数；$\alpha_j^k(t)$ 和 $\lambda_i^k(t)$ 的表达式如下：

$$\alpha_j^k(t) = \begin{cases} \dfrac{t_k - t}{t_k - t_{k-1}} \alpha_j^{k-1} + \dfrac{t - t_{k-1}}{t_k - t_{k-1}} \alpha_j^k & t \in [t_{k-1}, t_k) \\ 0 & t \notin [t_{k-1}, t_k) \end{cases} \tag{5-29}$$

$$\lambda_i^k(t) = \begin{cases} \lambda_i^k & t \in [t_{k-1}, t_k) \\ 0 & t \notin [t_{k-1}, t_k) \end{cases} \tag{5-30}$$

同时，假设功率的时间离散化表达式在时间上为分段常数，即

$$P(t) = \begin{cases} P_k & t \in [t_{k-1}, t_k) \\ 0 & t \notin [t_{k-1}, t_k) \end{cases} \tag{5-31}$$

此外，假设参数域的空间变化具有以下伽辽金表达式，即

$$\begin{cases} k_0(\mathbf{x}) = \sum_j k_0^j \psi^j(\mathbf{x}) \\ \omega_0(\mathbf{x}) = \sum_j \omega_0^j \psi^j(\mathbf{x}) \end{cases} \tag{5-32}$$

式中，$\psi(x)$ 为各变量的分段常数。并且，假设测试函数为时间域上具有如下表达形式的分段常数：

$$v(\mathbf{x}, t) = \sum_{k=1}^{N_{\text{step}}} \sum_{i=1}^{N_{\text{dof}}} v_i^k(t) \phi_i(\mathbf{x}) \tag{5-33}$$

其中，

$$v_i^k(t) = \begin{cases} v_i^k & t \in [t_{k-1}, t_k) \\ 0 & t \notin [t_{k-1}, t_k) \end{cases} \tag{5-34}$$

则控制方程 (5-25) 可用克兰克–尼科尔森 (Crank-Nicolson) 法求解。

利用离散方程对任意单个模型变量 β_i 的导数，可构造出有关变量的伴随梯度。梯度是通过对由数值方法获得的变量值施加链式法则求导获得，即

$$\frac{\partial}{\partial \beta_i} Q(u(\beta, \mathbf{x}, t), \beta) = \sum_{k=1}^{N_{\text{step}}} \frac{\partial Q}{\partial u_k} \frac{\partial u_k}{\partial \beta_i} \tag{5-35}$$

对模型变量有关量的数值导数可由下式计算获得

$$\frac{\partial Q(u,\beta)}{\partial \beta_i} = \sum_{k=1}^{N_{\text{step}}} \left(\begin{array}{l} -\Delta t_k \int_\Omega \dfrac{\partial k}{\partial \beta_i}(u_{k-\frac{1}{2}}, \mathbf{x}, \beta) \, \triangledown u_{k-\frac{1}{2}} \cdot \triangledown p_k \mathrm{d}x \\ -\Delta t_k \int_\Omega c_{\text{blood}} \dfrac{\partial \omega}{\partial \beta_i}(u_{k-\frac{1}{2}}, \mathbf{x}, \beta)(u_{k-\frac{1}{2}}) \cdot p_k \mathrm{d}x \\ +\Delta t_k \int_\Omega \dfrac{\partial Q_{\text{laser}}}{\partial \beta_i}(\beta, \mathbf{x}, t_k) p_k \mathrm{d}x \end{array} \right) \quad (5\text{-}36)$$

通过上式可以计算获得一组最优模型参数变量, 即对应控制方程的优化解 β^*, 进一步可以获得控制输入 $u(\mathbf{x}, t)$。

5.3.5 自调节控制

激光消融治疗系统可以采用基于毫秒脉冲激光实时凝血的一种自调节控制策略实现激光治疗的自动控制。利用基于贝尔曼 (Bellman) 优化原理的动态规划算法给出控制律, 针对控制律依赖于组织参数的特点, 文献 [40] 提出了一种基于最小二乘法的参数自适应算法, 以实时估计热作用下组织参数的变化。以此为基础, 将动态规划算法和参数自适应算法进行组合以构成自调整算法。

1. 坏死组织与控制温度关系模型

虽然病变组织的热坏死是激光治疗系统的根本目标, 但却难以直接实时测量组织损伤, 因此, 需要建立连接热损伤和间接测量变量之间的坏死组织与控制温度关系模型。该模型定义了输出变量与相关参数之间易于测量的关系, 可以采用该模型和间接测量相结合的方法来预测组织的最终损伤值。

激光照射下, 组织凝固坏死深度 z 与加热时间 Γ 的关系为

$$z = (4a\Gamma)^{1/2} \quad (5\text{-}37)$$

式中, a 为热扩散系数 (cm^2/s); z 为给定光斑直径的坏死深度 (cm)。当表面温度保持在 $55 \sim 90℃$ 的时间为 Γ 时, 组织凝固坏死深度达到 z。

以下一维方程可以描述光束中心温度演变、脉冲持续时间和相邻脉冲之间的持续时间三者间的关系。其中, 激光工作情况下的一维方程为

$$\theta(t) = (\theta_i - G)\mathrm{e}^{-t/\tau} + G \quad (5\text{-}38)$$

式中, θ_i 为初始温度; G 为加热增益 $(℃)$; τ 为脉冲期间的热时间常数。

另外, 激光关闭情况下的一维方程为

$$\theta(t) = \theta_{\mathrm{d}} \cdot \mathrm{e}^{-t/\beta} \quad (5\text{-}39)$$

式中, θ_{d} 为脉冲持续时间结束时获得的最高温度; β 为热弛豫时间常数, 即

$$\theta_{\mathrm{d}} = (\theta_i - G) \cdot \mathrm{e}^{-d/\tau} + G \quad (5\text{-}40)$$

式中, d 为脉冲持续时间。

温度约束条件和组织凝固过程之间存在关系。为防止组织表面碳化等现象发生, 组织表面温度须低于 $90℃$, 即

$$\theta_d \leqslant 90^\circ C \tag{5-41}$$

由上式，可得 Γ 的解析表达式为

$$\Gamma = \sum_{i=1}^{P_n} [t_{on}(i) + t_{off}(i)] \tag{5-42}$$

式中，P_n 为脉冲数；t_{on} 和 t_{off} 的表达式为

$$\begin{cases} t_{on} = \tau \cdot \ln((G - T_c)/(G - \theta)) \\ t_{off} = \beta \cdot \ln \theta / T_c \\ T_c \leqslant \theta \leqslant 90 \end{cases} \tag{5-43}$$

2. 优化控制

通常，系统不受扰动时，过程控制要解决一个调节问题，即过程输出达到并保持一个给定的设定值；而系统存在扰动时，过程控制要解决一个跟踪问题，即过程输出达到并保持一个可变的设定值。优化技术通过寻找使输入变量最小化的一个最优解，来解决上述调节和跟踪问题。对激光热损伤治疗控制这一优化问题，通过最小化能量输入来达到该设定值。由于输入变量是脉冲持续时间和相邻脉冲之间的时间间隔，因此，优化技术将产生最小的脉冲持续时间。然后，优化技术的目标是在考虑如下脉宽约束：

$$D(t) \geqslant 2 \cdot d(t) \tag{5-44}$$

和温度约束式 (5-41) 的情况下，通过最小化传递到组织的激光能量来获得加热时间 Γ。

3. 动态规划算法

基于贝尔曼原理 (Bellman principle)，对于任何组织状态，动态规划提供最优脉宽 d，即动态规划算法产生一系列最优脉宽以产生始自初始温度 θ_i 的预定组织损伤所对应的 Γ。第一次激光脉冲导致的最高温度与临界凝固温度 T_c 之间的温度衰减，定义了两个连续脉冲之间的优化脉宽，同时该脉宽满足约束式 (5-44)。

应用动态规划算法求解产生预期热坏死状态所对应的时间 Γ 的工作，其中，Γ 由方程 (5-42) 表示，属于二维状态空间上的优化问题，即对给定温度 θ_i 产生组织损伤所对应的时间 Γ 所需的最优脉宽序列。这个二维状态空间涵盖关于约束的所有解。在此空间内，对给定的任意一组状态量 $x = (\Gamma, \theta_i)$，都可以得到一个最优解，即最佳脉冲持续时间。

预测损伤 Γ 和初始表面温度 θ_i 是动态规划算法用来计算最佳脉宽 d_{opt} 的唯一数据。在激光治疗过程中，通常需要数次激光脉冲来产生最终的期望损伤。第一个脉冲产生了期望总体损伤的一部分，记为 δ。接下来，进行第二次脉冲，同时得到一个新的状态 x'，即

$$x' = (\Gamma', \theta') \tag{5-45}$$

式中，剩余损伤的组织 Γ' 以及 θ' 为

$$\begin{cases} \Gamma' = \Gamma - \delta \\ \theta' = T_c \end{cases} \tag{5-46}$$

对于得到的新状态 x'，继续采用动态规划算法求解优化激光照射脉宽 d_{opt}。重复这个过程，直到完全生成预测的损伤，总加热时长为 Γ。

动态规划可为一个治疗对象,其包含可给定组织系数和固定组织系数,提供一个最佳的激光治疗脉冲序列。该组组织系数用于确定坏死组织与控制温度关系模型的参数 (G,τ,β) 和预测的温度曲线。同时,采用参数自适应算法估计修正后的组织系数。最后,参数自适应算法与动态规划算法进行组合,就构成自调节控制算法。

4. 参数自适应算法

参数自适应算法是通过最小化坏死组织与控制温度关系模型和过程测量的温度衰减之间的误差得到的。参数自适应算法只涉及参数 β。利用预测损伤与实际损伤之间的误差对新参数 β 进行估计。采用最小二乘法构成参数自适应算法。根据估计的参数 β 重建动态规划。下一个脉冲由动态规划算法根据 θ_{i} 和 Γ 计算。最后,激光治疗自调节控制系统原理如图 5-12 所示。

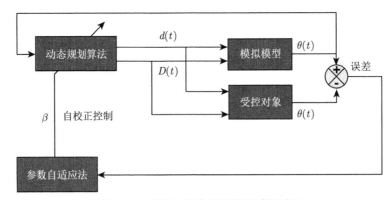

图 5-12　激光治疗自调节控制系统原理

5.4　激光治疗机器人方法的整体框架

通过以上各章所述内容可以构建激光治疗机器人方法的整体框架,如图 5-13 所示。该框架主要包括术前阶段和术中阶段。在术前阶段,要开展三部分工作,包括机器人系统设计、激光终端治疗结构设计和机器人投送机构设计。这些工作主要完成对激光能量投送目标的精准定位,同时提供病变组织治疗所需的工作空间。通过术前影像获得病变的空间形态,以用于治疗规划中限定治疗热场的温度范围。组织传热模型提供激光热源作用下的组织温度分布,最后通过治疗规划调整各种可控参数,并以离线的方式完成对治疗过程的模拟与可行性验证。从控制方法角度讲,术前工作提供了治疗对象的目标温度场,为反馈控制提供参考温度。

术中具体实施术前阶段确定的治疗方案,通过机器人动态调整激光终端的空间位置,同时调整激光控制参数 (功率相对时间的动态变化,包括关闭激光时功率为零的状态)。实时比对通过各种测温方法获得的组织温度场分布,同预期的温度场分布进行比较,在线调整激光终端位置和激光控制参数。最终完成激光对目标组织的实际治疗。

需要注意的是，激光手术的适应症由临床医生决定。因此，在使用激光热融方式治疗病变前，必须由医生确认病变是否可由激光治疗。

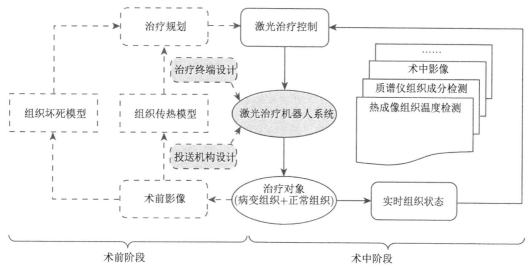

图 5-13　激光治疗的机器人方法整体框架

本 章 小 结

集成多个多种传感器，进一步整合外围手术器械，对消融状态进行实时状态反馈，对治疗规划提供的治疗方案进行实时修正，同时不断尝试释放激光–组织交互机理现有结论的各个假设条件，并降低机理模型与实际输入输出结果之间的偏差，将是激光治疗控制方法的主要技术发展路线。此外，对于同样采用加热坏死方式治疗病变的超声聚焦加热、磁加热以及射频加热等方法，其组织状态感知方法和反馈控制器设计方法可以作为激光热融治疗反馈控制方法的设计参考。

参 考 文 献

[1] ALLEGRETTI G, SACCOMANDI P, GIURAZZA F, et al. Magnetic resonance-based thermometry during laser ablation on ex-vivo swine pancreas and liver[J]. Medical Engineering & Physics, 2015, 37(7): 631-641.

[2] MÖLLER P H, LINDBERG L, HENRIKSSON P H, et al. Temperature control and light penetration in a feedback interstitial laser thermotherapy system[J]. International Journal of Hyperthermia, 1996, 12(1):49-63.

[3] NGUYEN T H, PARK S, HLAING K K, et al. Temperature feedback-controlled photothermal treatment with diffusing applicator: theoretical and experimental evaluations[J]. Biomedical Optics Express, 2016, 7(5): 1932-1947.

[4] BOANO C A, LASAGNI M, RÖMER K, et al. Accurate temperature measurements for medical research using body sensor networks[C]// 2011 14th IEEE International Symposium on Object/Component/Service-Oriented Real-Time Distributed Computing Workshops. Newport: IEEE, 2011: 189-198.

[5] SACCOMANDI P, SCHENA E, SILVESTRI S. Techniques for temperature monitoring during laser-induced thermotherapy: an overview[J]. International Journal of Hyperthermia, 2013, 29(7): 609-619.

[6] SCHENA E, SACCOMANDI P, GIURAZZA F, et al. Experimental assessment of CT-based thermometry during laser ablation of porcine pancreas[J]. Physics in Medicine and Biology, 2013, 58(16): 5705-5716.

[7]   TOSI D, POEGGEL S, IORDACHITA I, et al. Fiber optic sensors for biomedical applications[M]. Oxford: Butterworth-Heinemann, 2018.

[8]   KORGANBAYEV S, ORRICO A, BIANCHI L, et al. Closed-loop temperature control based on fiber bragg grating sensors for laser ablation of hepatic tissue[J]. Sensors, 2020, 20(22): 1-16.

[9]   REID A D, GERTNER M R, SHERAR M D. Temperature measurement artefacts of thermocouples and fluoroptic probes during laser irradiation at 810 nm[J]. Physics in Medicine and Biology, 2001, 46(6): N149-N157.

[10] GNYAWALI S C, CHEN Y, WU F, et al. Temperature measurement on tissue surface during laser irradiation[J]. Medical and Biological Engineering and Computing, 2008, 46(2): 159-168.

[11] DENEKE T, NENTWICH K, BERKOVITZ A, et al. High-resolution infrared thermal imaging of the esophagus during atrial fibrillation ablation as a predictor of endoscopically detected thermal lesions[J]. Circulation: Arrhythmia and Electrophysiology, 2018, 11(11): e006681.

[12] PARK S, HWANG J, PARK J E, et al. Application of ultrasound thermal imaging for monitoring laser ablation in ex vivo cardiac tissue[J]. Lasers in Surgery and Medicine, 2020, 52(3): 218-227.

[13] LU J, YING H, SUN Z, et al. Real-time ultrasound-guided fuzzy control of tissue coagulation progress during laser heating[J]. Information Sciences, 2000, 123(3-4): 271-280.

[14] WYMAN D R, WILSON B C, MALONE D E. Medical imaging systems for feedback control of interstitial laser photocoagulation[J]. Proceedings of the IEEE, 1992, 80(6): 890-902.

[15] DENIS DE SENNEVILLE B, QUESSON B, MOONEN C T. Magnetic resonance temperature imaging[J]. International Journal of Hyperthermia, 2005, 21(6): 515-531.

[16] MCNICHOLS R J, GOWDA A, WRIGHT S M. Closed-loop feedback control of laser therapy using magnetic resonance imaging[C]// BiOS 2001 The International Symposium on Biomedical Optics. San Jose: SPIE, 2001, 4247: 158-165.

[17] FUENTES D, FENG Y, ELLIOTT A, et al. Adaptive real-time bioheat transfer models for computer-driven MR-guided laser induced thermal therapy[J]. IEEE Transactions on Biomedical Engineering, 2010, 57(5): 1024-1030.

[18] FENG Y, FUENTES D. Real-time predictive surgical control for cancer treatment using laser ablation[J]. IEEE Signal Processing Magazine, 2011, 28(3): 134-138.

[19] FUENTES D, ODEN J T, DILLER K R, et al. Computational modeling and real-time control of patient-specific laser treatment of cancer[J]. Annals of Biomedical Engineering, 2009, 37(4): 763-782.

[20] BERNAL L M, SCHMIDT I T, VULIN N, et al. Optimizing controlled laser cutting of hard tissue (bone)[J]. Automatisierungstechnik, 2018, 66(12): 1072-1082.

[21] AUMANN S, DONNER S, FISCHER J, et al. Optical coherence tomography (OCT): principle and technical realization[J]. High Resolution Imaging in Microscopy and Ophthalmology, 2019: 59-85.

[22] RUPPRECHT S, TANGERMANN K, KESSLER P, et al. Er:YAG laser osteotomy directed by sensor controlled systems[J]. Journal of Cranio-Maxillofacial Surgery, 2003, 31(6): 337-342.

[23] RUPPRECHT S, TANGERMANN-GERK K, WILTFANG J, et al. Sensor-based laser ablation for tissue specific cutting: an experimental study[J]. Lasers in Medical Science, 2004, 19(2): 81-88.

[24] MEHARI F, ROHDE M, KNIPFER C, et al. Laser induced breakdown spectroscopy for bone and cartilage differentiation-ex vivo study as a prospect for a laser surgery feedback mechanism, Biomed[J]. Biomedical Optics Express, 2014, 5(11): 4013-4023.

[25] ABBASI H, SUGIARTO I, RAUTER G, et al. Pilot ex vivo study of laser-induced breakdown spectroscopy to detect bone dehydration: an approach for irrigation feedback in laserosteotomy [C]// 2018 International Conference on Electrical Engineering and Computer Science (ICEECS). South Kuta Bali: ICEECS, 2018: 74-77.

[26] KANAWADE R, MEHARI F, KNIPFER C, et al. Pilot study of laser induced breakdown spectroscopy for tissue differentiation by monitoring the plume created during laser surgery-An approach on a feedback Laser control mechanism[J]. Spectrochimica Acta Part B: Atomic Spectroscopy, 2013, 87: 175-181.

[27] KANAWADE R, MAHARI F, KLÄMPFL F, et al. Qualitative tissue differentiation by analysing the intensity ratios of atomic emission lines using laser induced breakdown spectroscopy (LIBS): prospects for a feedback mechanism for surgical laser systems[J]. Journal of Biophotonics, 2015, 8(1-2): 153-161.

[28] ZAM A. Optical tissue differentiation for sensor-controlled tissue-specific laser surgery[M]. Bamberg: Meisenbach, 2011.

[29] STELZLE F, ZAM A, ADLER W, et al. Optical nerve detection by diffuse reflectance spectroscopy for feedback controlled oral and maxillofacial laser surgery[J]. Journal of Translational Medicine, 2011, 9(1): 1-9.

[30] STELZLE F, TANGERMANN-GERK K, ADLER W, et al. Diffuse reflectance spectroscopy for optical soft tissue differentiation as remote feedback control for tissue-specific laser surgery[J]. Lasers in Surgery and Medicine, 2010, 42(4): 319-325.

[31] HOHMANN M, DÖRNER D, MEHARI F, et al. Investigation of random lasing as a feedback mechanism for tissue differentiation during laser surgery[J]. Biomedical Optics Express, 2019, 10(2): 807-816.

[32] BAYAT M, BALLARD J R, EBBINI E S. In vivo ultrasound thermography in presence of temperature heterogeneity and natural motions[J]. IEEE Transactions on Biomedical Engineering, 2015, 62(2): 450-457.

[33] SCHENA E, SACCOMANDI P, FONG Y. Laser ablation for cancer: past, present and future[J]. Journal of Functional Biomaterials, 2017, 8(2): 19.

[34] HSIAO Y S, DENG C X. Calibration and evaluation of ultrasound thermography using infrared imaging[J]. Ultrasound in Medicine and Biology, 2016, 42(2): 503-517.

[35] CHEN Y, GNYAWALI S C, WU F, et al. Magnetic resonance imaging guidance for laser photothermal therapy[J]. Journal of Biomedical Optics, 2008, 13(4): 1-8.

[36] EBBINI E S, SIMON C, LIU D. Real-time ultrasound thermography and thermometry[J]. IEEE Signal Processing Magazine, 2018, 35(2): 166-174.

[37] FANI F, SCHENA E, SACCOMANDI P, et al. CT-based thermometry: An overview[J]. International Journal of Hyperthermia, 2014, 30(4): 219-227.

[38] SIMON C, VANBAREN P, EBBINI E S. Two-dimensional temperature estimation using diagnostic ultrasound[J]. IEEE Transactions on Ultrasonics, Ferroelectrics, and Frequency Control, 1998, 45(4): 1088-1099.

[39] CHOY V, SADEGHIAN A, SHERAR M D, et al. Evaluation of a fuzzy logic controller for laser thermal therapy[M]. San Jose: SPIE, 2002.

[40] FAIZ R, MORDON S R, STAROSWIECKI M, et al. Self-tuning control of Nd:YAG laser coagulation: principle[M]. Los Angeles: SPIE, 1992.